U0114402

咬子彈的女人

欠斤小姐 著

博客思出版社

目錄

推薦序

給下一輪年輕醫師的備忘錄

阿布

拿到學妹《咬子彈的女人》書稿時，是 2021 年的七月，我一邊讓年輕醫師用文字帶著我走過各科，一面回想，我也曾經在清晨查房時、在值班的夜裡，匆匆走過醫院的長廊，穿梭在不同科別的護理站與護理站之間，穿梭在疾病與疾病之間。那已經是正好十年前，2011 年的事了。

目前為止，醫界一直不缺後來者。年輕人前仆後繼的進入這門古老的職業，有時候我幾乎已經忘記我當初第一次踏入醫院時的心情了，只能從年輕醫師的惶惶神情中找到一點回憶的線索。而現在我留在我成長的醫學中心，承接起當年教導我的資深醫師們的責任，負責將臨床經驗的火炬傳授給下一代的年輕人。

在醫學教育裡面，敘事醫學（narrative medicine）是一門方興未艾的學問。提倡者認為透過非數據化、非專業化的敘事，才能貼近病人的主觀經驗，拾起這門行業某些古老而幾乎被遺棄的本質。因此年輕醫師的寫作格外重要。透過文字，我們在進入專業化的領域之前，試圖重新理解病人到底經歷到了什麼、感受了什麼，那是超越檢驗數據與醫學影像的更深邃的世界。

也幸好有學妹這樣的嘗試，讓我有機會回到過去那些病房，再次充滿好奇的貼近那些（我已不太熟悉的）疾病，像是曾是醫學生的自己，帶領著現在的我，在蒙昧的清晨裡查過一個一個病房。

自序

To Pain

妳說，很久很久以前，在那個沒有止痛針的年代，將士們在戰場上只能咬著與其肉身一樣殘缺的子彈，忍痛亦步亦趨（也許只是與死神一步之距）。

止痛藥的發明，是普羅米修斯[1]盜給希波克拉特斯[2]的火薪，自此畫下無痛時代的開端。語至此處，妳那雙陰柔純真的深眸波瀾不驚。

無痛，是這世代最美的白色謊言，亦如永恆。如果蘇珊桑塔格[3]還在世，她將看到這個世紀疾病的隱喻[4]已經被消弭，被瀰天漫地的白覆蓋。

身陷無痛世代，妳不斷的重複著這謊言，對著那些受苦的臥床者，亦對著自己。

第一部分，妳躲在病人背後，剖著他們的情與疼，也默默為自己換藥，那些尚未癒合的傷口。妳以為在時間的掩埋下，自己能被塑形成另一個人。然而，那些過去從未棄妳而去，它們隨侍在側，乞求著妳的垂憐、矚目。

直到妳無法否認，那一個個被妳驅逐的，正是妳身上厭棄的自己。回家吧！妳對著它們說，沒有什麼好害怕的。一切都過去了，不會更壞的。

第二部分，妳獻給自己，那個一直忍痛諳痛最終悟痛的女孩，獻給無法為自己發聲的迷惘掙扎靈魂，最終獻給痛，一封致痛的情書，人是如此怕痛的物種，但痛就是活著的證據，靈與肉都是。

這本書，獻給還在感受痛的人。

---

1. 希臘神話人物，因盜火給人類而慘遭日復一日被禿鷹啄食肝臟的懲罰。
2. 醫學之父。
3. 一位難以被歸類的傑出寫作者，不僅是一名小說家、哲學家、文學批評家、符號學家，也是電影導演、劇作家與製片。著作《疾病的隱喻》、《論攝影》。
4. 蘇珊桑塔格的著作，拆解不同時代對於中性疾病的不中性批判或抬高。

輯一：豔陽下的戰壕冷影

內科

蜂的微笑（胸腔內科）

我不知道微笑是因為快樂，還是只是因為哭不出來？

我來看她時，她總是將臉湊近我的，溫暖的氣息頻頻吹到我雙眼。她的雙手握著我的，彷彿那是僅存的一生她唯一還能掌握的。她佈滿皺紋的臉笑著笑著，看久了像哭臉。

「妳來有甚麼用？妳也聽不懂她說甚麼，她每天都說一模一樣的話，聽久了都膩了。」她的兒子躺在床邊的躺椅上，翹著雙腿，那雙眼眸閃爍著不信任。我忍住不去注意他腳底的汙垢，我想起神內的阿嬤，我雙手握著她孱弱、多次被針頭穿過的手，藉著她女兒細心的翻譯，努力拼湊出阿嬤的一生。那時我因為身上的白袍，才能推開阿嬤緊閉的大門，進入那座尚有綠意的花園。

妳的生命是否被困在時光的琥珀裡，如那隻最後終成化石的蚊子，妳是否希望世人只記得妳曾經辛勤卻熱情活著的姿態？這具軀殼只是渣滓，並非妳的全部，更絕非妳的菁華。

「我孫子要結婚了。我要去台北參加他的婚禮。」她蠕動著雙唇，一字一句如小兒學步似笨拙，用力。她笑了。

對她而言，她的人生在他方，不在這個雙人病房裡。

我對她笨拙地用力一笑。我看到她瞳中倒映著一張哭臉。

打開她的胸部X光，教科書上典型的菜瓜布肺[1]。一年或許遇不到一例。

我不知道阿嬤與我的相遇是否有任何意義。電腦斷層上一個一個蜂窩狀[2]的小眼與我相視。我將雙眼閉上，浮現的是阿嬤蠕動的雙唇。

或許她一直有甚麼想要交付給我，只是我沒有那個慧根接收到。

許多人活得像蜜蜂一樣，最後蜂窩裡的蜜都被其他動物搜刮。

8B 某間病房的阿嬤喘到身旁的家人看得很心疼，老師提議打嗎啡讓她不會那麼喘，但這會造成她呼吸抑制，意識漸漸不清楚。

沒關係，她的女兒們說道，眼眶紅紅：媽媽在生前都已經交代清楚了。

我看著阿嬤如瀕死之魚攤在乾涸的坩輸。

死亡的界定究竟是何時？是腦死之時？還是心死之際？

我們擁有的，最終都得償還回去。我們能做的是，記得曾經擁有的美好。

阿嬤要出院那天，我緊盯著牆上的時鐘，釘在電腦前的椅子上。我倒數著，倒數著她出院的時間。

我沒有去看她，沒有跟她告別。只因怕被她兒子拒絕在外。

我後悔嗎？我不知道。有太多事情我還在釐清。

討論室的對面，是亞急性呼吸照護病房，啵啵的拍痰聲如碎浪擱淺在我們的耳裡。

一邊是學子睜著朦朧的雙眸，他們的人生正要開始，也許如初生羚羊般顫巍巍，但他們的腳步會逐漸穩住，而另一邊是我們不敢想像，卻在暗處上演著的必輸之戰，那些垂死之身，那道在暗處陰陰的目光，有一天我們都會直視他，無論我們抵死抵抗。

1. 俗稱「菜瓜布肺」為一種原因不明的肺間質廣泛纖維化，肺組織會增厚而喪失氧氣交換的能力，是一種不可逆轉且致命的慢性呼吸系統疾病。
2. 菜瓜布肺隨著時間流逝造成瀰漫性增厚的疤痕組織，在電腦斷層上會呈現蜂窩狀。

亡目（胃腸內科）

在來到這裡之前，我得知了之前精神科的 primary care[1] 妹妹精神狀況急遽惡化，進入 regression[2] 階段。

我想起妹妹之前拉起我的手，望著我，我從來沒有在任何人眸裡看過那麼美好的倒影。然而最後她退回小孩的軀殼，再也走不出來。

我不知道那個倒影是否只是一個美麗卻欺人的幻象。

我不想在下一個病人眼裡與這樣幻象對視。幻象是危險的。

接到伯伯時，他那雙看不見的雙眼讓我感到安心，我每天來探視他，他總是問我想問他甚麼，我也只說：「

昨晚有沒有睡好？

肚子還會痛嗎？

我來幫你看一下喔！

壓這邊會痛嗎？」

伯伯讓我掀開緊緊包覆他的棉被，肚子熱熱的，我將冰冷的手覆上，竊取些許溫暖，或許這就是我一直在做的，從病人身上竊取甚麼，溫存、依賴等等。他放任我的手與聽診器在他軀體上按壓，他的面容淡然。我想生命應該早就一次又一次輾壓過他的肉身。他床邊不見他的兩個兒女，倒是會有女性友人貼在他耳邊輕聲呢喃，而他眼角皺起來，如春池的漣漪。那時候我相信他的眼睛是看得見的。而當我終於如一隻笨拙的鴨子划過他們之間蕩漾的流水時，那位女性友人也只是恬靜的對我點頭示意，有時候他略顯不耐時友人還會安撫他，如在安撫一個大嬰兒：「小姐也是來關心你啊！而且人長得很可愛喔！」

而當我做完理學檢查後告訴他心音與呼吸音都沒有特別的異常時，友人就會緊握住他的手說：「你看這裡的小姐人都好好喔！親切又很有耐心。」伯伯此時會慢慢的吐道：「是啊！很謝謝你們。」

我頷首微笑，走出時在簾子款款掩上之際，眼角餘光捕捉到友人傾身向伯伯繼續訴說，那時我總想往後還有二十餘年可以讓他們把話慢慢說完。

直到看了電腦斷層上大範圍棉絮一般的癌細胞攻破了腹膜，吃到膀胱、髂腰肌、輸尿管……我才知道有些話是沒有一輩子可以說的。

我想起了他之前臥床因為腹脹些許好轉跟我說：「我已經覺得比較好了，能不能吃蛋糕呢？」他的友人在一旁殷切的望著我。我只是笑著說：「蛋糕不好消化，要等你的病好了後才能吃。」

跟他談起他的病情，他跟我說：「就開吧！我還想出院把妹妹。」我欲偷笑，卻不小心嗆到，乾咳幾聲，咳到眼角濕濕的。

我看著病房裡新鋪好的床單上，那些纖維吸收了多少生命離去的氣息。

我以為我已經調適好了，我以為減少與病人的互動能讓我鬆綁對他們的情感交纏，然而這次又失敗了。

要離站的前一天，我來到他床邊，他身邊的友人買飯去了。我呼喚他，他睜開雙眼，我的身子向他靠近，或許他聞得到我身上不同的氣息，那是離別的氣息。

「明天要開刀了，你會緊張嗎？」我用比平常更沉的聲音問他。

「緊張有甚麼用？」那一瞬間，他的雙眼直視命運，沒有卑躬屈膝也沒有向命運齜牙咧嘴，他就只是直視，似乎一直都知道那泓黑潭的存在。

那一瞬間，我想逃，逃得越遠越好。如《西西里的美麗傳說》[3]中那個小男孩在拯救完女主角後一股腦的跳上腳踏車，猛踩踏板的衝往反方向，卻不時頻頻回頭，他知道自己再也逃不了了。

我也知道我注定逃不了。

禮拜五那天早上，08:30，我跟著老師一起查房，老師問他手術何時，最後在他耳邊說道：「加油！」

我跟著老師轉身離去，沒有與他說到任何話。我對他的命運全然不知。走出病房後，我想起他前一晚說：「從我十八歲到現在，已經過了這麼久了。唉……」

或許他至始至終雙眼都是看得到的，看不透的是我。

---

1. Primary care：臨床上第一手接觸病人的人，並且提供後續主要的醫療照顧，並且在病患有需要時，尋求其他專科醫師的協助。
2. Regression：退化，一種心理防衛機制。個人的行為退回早期較不成熟的階段中去，改以較幼稚的方式表現，以暫時獲得安全而消除焦慮、痛苦，往往在個人所感的痛苦超越他所能承受的範圍時出現。
3. 一部西元 2000 年上映的義大利愛情電影，背景是一位美麗女子坎坷的一生，唯一見證她的痛苦與掙扎的是電影中的男主角，然而因為年幼又弱小，他只能旁觀著她身陷男性的物化與女性的嫉妒所燃起的熊熊大火中。

光與影（一般內科）

來到一般內科病房之後，妳發現自己的視線總會停留在病房裡的窗，而每一間病房的窗都是醫院周圍區域的不同縮影，有些病房可以享受三民區繁華夜景，有些則只能默默盛進那些藏在夜色的老舊管路，有人在光中大笑必有人在影裡飲泣，久了他們都成為光與影的延伸。

妳本性是趨光性的動物，卻常常在刺眼的光中瞥見光背後潛伏的那些不可言明，而病房裡此起彼落的呻吟、咳痰、嗚叫則讓妳總有置身於動物園的錯覺，那些聲音彷彿不是從人類胸腔裡發出，而是來自一隻隻衰老受傷的獸。那樣的聲音令妳害怕，每次聽到全身就會不由自主顫抖起來，會有摀住耳朵的衝動。妳明知自己不該有這種想法，妳應該坦然接受人類的所有病態，卻還是在真實交手後忍不住想逃離，妳不知道自己想逃離什麼，是理性秩序之外的那些病痛衍生的衰敗與醜陋嗎？還是那種無法逃離的宿命感？

每日早晨跟著老師流連於一間間病房，妳既是抱持初生之犢的好奇心去以聽診器、以手指去與蜷伏在他們體內的病魔打照面，妳知道它們正以病人體表的異常作為攻占這塊領地後的旗幟，那來自體內的惡意，正在一口口蠶食著組織器官，逐漸將人體改造成適合自己生存的微型環境，這是一場場微生物對人體的殖民戰爭，有些人可以全身而退，有些人則下沉了，沉入永恆的睡眠中。幾次晨會討論的死亡案例實實提醒著妳有活生生的人在平靜的海面之下沉睡著，再也叫不醒。有些人的沉睡讓身邊的人為他摘下哀悼的白玫瑰，有些人離去後連一句嘆息都沒有，只有鬆了一口氣。人生從沒有公平，連死的時候也一樣。每個人離去時都生著不同樣貌，之間的巨大歧異性不禁讓妳想像自己離開時會是怎麼樣。到最後，人還是害怕被遺棄。

妳最後會發現疾病不只是疾病，而是人生的縮影，像是每個人前世今生的照妖鏡，他們的缺口、傷痛都會反映在他們身上。也許最後這一切不是醫師能夠治癒的，我們只能盡力讓他們墜落的慢一些，在一切太遲之前……

藏（心臟內科）

心內之前，是在一般內科，那時的我還像是一隻敏感易受驚嚇的小鹿，坐在護理站或病房之間的走廊上時經常被突如其來的呻吟聲、咳嗽聲擊倒，會有一種衝動欲摀住雙耳，祈禱那不是自一個人體發出的聲音，而跟著老師或學長在病房之間游移時，病人衣不蔽體、意識不清的躺在床上，鼻胃管、導尿管、胸管自他們的七孔出來，或清澈或混濁的液體被存放在某個袋子裡，那時即使用手撫去他們髮絲上的灰塵，他們應該也感受不到吧？那時的我，身體還沒有準備好，容易與病著的人共感，在病房裡常常喘不過氣來，會想要逃離，逃離這一切，逃離身為人的終極宿命。然而，入夜後病房的陰影依然緊抓著我不放。

來到心內後，時間感不是如之前一般的涓涓細流，而是滾滾洪荒，沖刷著，形塑著我們這些泥人似的學生，我開始能俐落的詢問病人病史，能自在地為病人做生理檢查，就算有些心雜音可能聽得不甚清晰，還是能從容不迫的對病人解釋生理檢查後的結果，我的侷促不安、不確定性、欠缺自信都縫進我的笑容裡，彷彿是一個為了證明自己長大的小女孩將自己床上的娃娃急急地塞進衣櫃裡。

我善於隱藏，隱藏我的適應不良，然而有些時候在病房的門關上後，我的脆弱如衣櫃裡塞不下的娃娃一洩而出。我想趕快脫下白袍，我從來就沒有習慣過白袍的重量。以後可能也不會。

我不知道我能不能如臨床老師們一樣，能做出真正對病人生命有幫助的決定，並且對自己做出的決定抱有確定性。而如果真的有一天我跨越到另一個境界時，我是否能記得自己最初的不安，記得那時還會用手撫摸病人的瀏海，還會用手覆蓋在病人的手上，就算自己的手還不夠溫暖，不夠有力？

有時候，我在想，是否在削除自己的小稜小角，減去那些毛毛的邊角後，自己就成了一個身穿白袍的無臉人。是不是為了身上的白袍，一些犧牲是必須且無可避免？

我只希望，在我成為那樣之前，我還能把握僅存的時間，用手，用雙眸，去感受病人的體溫、紋理。儘管是同一種疾病，每一張臉孔都是獨一無二的，他們不只是一組病歷號碼，也不只是一張心電圖，一份實驗室數據報告。

我也不只是一件白袍的承載者。

白袍底下，是一個人。

衣櫃打開之後（感染內科）

他住的那張病床不靠窗，總是密不透風，為洗得很舊很舊的簾幕所圍住。妳每次要拉下簾幕之前都對於簾幕後的一切一無所知，妳也很害怕會揭開那些，企圖被隱匿在衣櫥裡的甚麼。

打擾了，妳以輕柔的聲音羞怯的問候，然後故作鎮定地掀起那保護著他不受世界干擾的布疋。

今天血糖有點高喔！可能飲食上還是要稍微控制一下。水果、含糖飲料不要喝太多呦！

妳努力將視線聚焦在他濁黃的眼眸，稚嫩的微笑帶著過分天真的柔情。

好，他說，靦腆的回應妳的笑容。雙手不由自主抓著四肢的紫斑，有些微滲鮮血，有的則已經結痂。

會癢嗎？妳委婉地問道，低頭凝視著他。他略為尷尬的迴避了，妳的眼神。

有點癢，他語氣中帶有羞赧，沒有年長病人會有的理直氣壯或誇大抱怨。

也許是年紀以外的因素，讓他每次在回應妳那句：「今天有沒有不舒服？」時都會比常人有更久的遲疑時間，彷彿是懷疑妳所說的話背後的含意。

而每回妳做完理學檢查要離開病房與他父親擦肩而過，對他父親投以笑容時，總有種錯覺——他父親極力閃躲妳的直視，無論是惡意還是善意。

妳是否太用力，太用力欲將妳心中的善意掏出來，反而凸顯他生在的世界是如此充滿歧視？

在他因為入院以來持續的生殖器腫脹，後來進行局麻手術將其中的膿引流出來，術後隔天妳在護理站打病歷，身旁數位護理人員的對話如一條細線隱隱牽著妳。

他手術後還有功能嗎？

妳是指哪方面的功能？

就……那方面啊？

應該就沒有吧？泌尿科說不打算縫起來，也不用來拆線。

所以……就這樣放在那邊？這樣怎麼會有功能呢？

這樣也好啊！他要那個功能做什麼？他這樣才不會出去害人啊！

妳們還在這裡討論這些有的沒的做什麼？還不趕快去忙自己的事！

她們幾個在學姊的訓斥下一哄而散，只有妳繼續留在原處若無其事的整理病歷。在妳要離開護理站時，妳才感覺到那條細線的拉扯。

妳很難想像，他每天必須被多少條看不見的細線拉扯。他的父親也是。

那一間不透光的病床，那一個緊閉的衣櫃，塞了多少窒息死去的靈魂？而打開了衣櫃的門，天光大作，卻沒有帶來溫暖，只是暴露了他們更多的脆弱。

人為刀俎，無知或義憤的切在他們身上。再用潔白的布拭去染污刀子的血漬。又是全新的一把刀。

願此後不會有人害怕的躲在陰暗的衣櫃裡，願這一切，在我們這一代死去。他們祈禱。

妳也這麼祈禱著。為了他們，也為了其他人。

那一個深黑的衣櫃裡藏的，不只有他們而已，還有其他，其他被放逐的人。有些人不是一眼就能被識出。

但他們都是走在危風中的細線上，而墜落時又有誰接住他們？

那張病床，最後還是會有人掀起簾子，只是簾幕後的人，還能等多久？

日光走廊（腎臟內科）

那一條走廊沿途盡是窗，光從窗漫漶進來，在地板上慢慢淹了起來，走廊上每一個人都浸在裡頭，坐在輪椅上的老爺爺，倚著牆褒電話粥的外勞，售著零嘴的小販，全都一起泡在這一缸溫存之中。那一瞬間，他們都受了等量等質的光，沒有誰比另一個誰更幸運，或不幸。

只有她，身陷光不可及的境地，為冷影所緊緊擁抱。

妳凝視著她的側影，忍住不叫她，妳想多看她幾眼。她只有在那條走廊上時才是真實的，臉上流淌的一切都烙在那扇窗上，滾燙炙人。

她察覺自己被注視了，轉頭看見妳，妳被她那如即將斷氣的眼神燙到。妳還沒有世故到能不著痕跡的隱藏情緒。妳笨拙的對她打招呼，問候她女兒的情況如何。

她啊都一直抱怨不能吃好吃的，只能吃我煮的，她說她好想吃排骨便當，喝奶蓋綠茶。我已經盡量煮她喜歡吃的東西，像她喜歡李子，我到對面的水果攤買了李子給她，她就罵我說她又沒有叫我買，為什麼要自作主張？

妳一邊輕拍著她佝僂的背脊，一邊柔性勸她要叫女兒乖乖聽話，不要亂吃，不然這樣怎麼讓她出院。妳已經學會不要說太多，說出心裡話，最後妳只會後悔自己說了那麼多。

其實做媽媽的看著她這樣真的很心疼，她那麼瘦，瘦得皮包骨一樣，躺在床上整個很像小學生一樣，我看了真的很不忍心。我也很自責怎麼沒有早一點帶她去急診，她一直都很不想吃東西，只是躺在床上不想動，我勸也勸不動她。早知道我應該早一點帶她來，她就會少受很多苦。

那扇窗，倒映著兩個身影，一個用雙臂圍住另一個。

妳還是忍不住，忍不住給了更多。

我一直都覺得自己對不起她，我與她父親因為誤信親人，欠下很多債，她原本應該可以出國念書，卻因為我們兩個老人的債務不得已放棄夢想，她非常辛苦工作，賺來的錢都不是買衣服鞋子，都是拿回來給家裡。她真的是一個很孝順的孩子，她好的時候對我是真的很好。不要看她現在這樣，她現在狀況不好。

妳不斷點頭，順著她的話點頭，想要照著她的話一五一十描繪出她女兒的形象，卻只能想起她女兒在妳進去再三叮嚀不能吃到有油脂的食物時對她說：妳買的食物都太油了。妳到底有沒有常識？母親靜默著，沒有一絲反駁，只是頭壓低，低到再也無法抬起。妳在慢慢退出門外時眼睜睜的看著她浸在女兒不帶溫度的眼神烙下的陰影之中。

在妳踏出門的那一刻，妳聽見她說：「好我知道了。我以後每一餐都水煮，這樣好不好？」

那個媽媽就是太寵她女兒了，女兒對她予取予求，又都不聽她的話，才會有今天這樣的結果（急診時血鉀只有 1.1 mmol/l），她女兒都不好好吃藥

（口服鉀），而且都不吃東西，這樣不低血鉀也難啊！然後住院之後澱粉酶、脂肪酶[1]都高，規定她不能吃到有油脂的食物，她又在背地裡吃排骨便當，喝奶蓋綠茶，現在澱粉酶、脂肪酶有高起來，這樣怎麼放她出院？

妳只是靜靜的聽著，一邊順從的點頭。

失愛之人，都是被放逐的異鄉人，每一個對所愛之人的回眸，都只是一次二度傷害。

那天妳在護理站打病歷，一聲「李醫師」讓妳回頭。妳望著她眼裡的疲憊逐漸擴大，擴大成一張巨網。

李醫師，我能不能拜託妳一件事？她在這裡住得很悶，不能吃喜歡的東西，又很擔心自己的腎臟是不是真的壞掉了。她自從她爸開始發病之後就一直很抑鬱，她爸原本最疼她，但在生病之後就對她冷言冷語，或是過於苛刻，她從那時精神狀態就不好，到去年她爸走之後，她整個人就垮下來。我不希望她再因為更多事而受苦。妳跟她年紀差不多，可以把她當作妳的大姊姊去跟她說說話，安慰她。好不好？

好，妳說好。妳從來不會說出好以外的話。

在走進病房掀起簾幕之前，妳閉上雙眼，上次在精神科病房的回憶湧上來，妳決意不再讓舊事重現。保持專業，是妳的本分。

簾幕掀開時，妳擺起社交微笑，關心她的心情，問她在醫院是不是很悶。

她不帶情緒的點頭。

我聽妳媽說妳這幾年因為妳爸的事受很多苦，她跟我說妳一直都很孝順，對家裡很好，也很容易委屈自己，想跟妳說如果妳有任何不舒服的事都可以告訴我喔。

她始終沒有抬起頭，視線停留在形銷骨削的雙腿上。垂下的髮絲遮住她的半邊臉。

如果說有不舒服的事，我想到一件事。我身邊有一個人常常會內心有不舒服卻不告訴我，當我不想聽的時候卻要一直跟我講，我是一個很注重私人空間的人，我一天只能有一小段時間是分給別人，而那個人都不好好把握那段時間，偏要在我要做自己事情的時候占用我的時間，而且都不是講重要事情，都是講些芝麻蒜皮，我最討厭別人占用我的時間，而且是抱怨這種小事，是忍耐力那麼差嗎？這一點小苦，小痛，有甚麼好說？

妳看不見她被頭髮掩住的表情，卻瞥到她母親的臉色，一點一滴垮下。

我其實不想活了，我已經盡全力，對她，對她爸爸。但我一想到我走了她身邊還有誰的時候就知道不能再想下去。她需要我。

妳也需要她。妳想。那一扇窗印著一張臉。一張孤魂的臉。

隔週，她女兒出院了，比妳想像中還快。妳原本以為她至少要住上兩週。

妳其實有一段時間不敢再穿過那一條走廊。妳不想再看到那扇窗。

妳知道她在那裡。而她永遠不會離開。

即使每天在那個時間，走廊上依舊會淹著日光，而人們依然沐浴在那一泓暖意中。

---

1. 兩者皆為臨床檢驗數值，通常一起升高可能暗示有胰臟炎，不過兩者也只是輔助診斷。

繩索之下（心臟加護病房）

那雙瞪大的眸子看似不屬於人的一部分，妳想，彷彿是被困在沙地上動彈不得的魚，行將溺斃於乾涸的空氣之中。那雙駐在瞳孔中的靈魂如今在哪裡呢？是已經被上帝永久的抽離？還是只是淘氣的與妳玩一場躲貓貓？她散亂在枕頭上毫無光澤的髮絲與身上纏繞的管路在妳眼中本質相去不遠。妳猶疑著應該以甚麼態度與她獨處，妳不願佯裝冷漠，也不想過度小孩子氣，過猶不及，是妳的弱點，全有全無，不是將她視為無機物，就是對她的每一條肌肉抽搐過於上心，捕風捉影以為她聽懂了妳的每一字句，只是因為嘴中的氣管內管無法回應。

最後，妳還是順應了本能，妳選擇後者。

「阿姨，阿姨，妳聽得到我的聲音嗎？我是實習醫學生，我每天都會來看妳喔！妳現在有甚麼不舒服嗎？」

妳探進她呆滯的雙眼，妳朝那口深井擲出一條細繩，妳依舊相信她在井底，只是因為井太深，黑暗太猖狂，妳看不見她，而在底下的她只感覺到耳膜一陣微弱的震顫，她以為只是風而已，因為她不相信有人能發現她。

她放棄等待嗎？在黑暗裡久了，光之於她是否只是一個遙遠的記憶，如空穴來風？

那些曾經對自己而言如此重要的人，會不會最後都被無望感奪去？

人的死亡，是在肉體放棄呼吸的動力之時，還是早在記憶被遺失之後？

孤身在黑暗裡太久，我們是不是都會忘了身為人是甚麼感覺？

妳每天來都會瞄一下她的呼吸器模式，妳不是真的理解那些四邊形曲線，妳只知道這台機器是在維持她的生命，妳知道老師的團隊們沒有放棄她，但她究竟身在何處？

妳在的那一端，是否濕冷陰暗？在妳看不見的角落會有一頭獸潛伏著，伺機吞噬妳腦中的一切意識？我們會不會來不及拯救妳？

妳想要捏著她的手，對著她說：妳沒有被遺忘，沒有被家人遺忘，沒有被我們遺忘，我們會將妳從那口井拉出來，希望妳能撐下去。

但妳還是沒有這麼做，妳不想被當作自言自語的瘋子，也怕自己說下去會被無力感壓得喘不過氣來。

窗外的雨，將妳暫時從高密度思緒的縫隙中拉出。妳需要喘息，然而這座塔是何等密不透風，沒有什麼是出得去，連空氣都無法。

妳回望她，她對於妳的一切想法是無知的。妳的視線流轉到 monitor[1] 上的心電圖，P-QRS-T[2]，竇性心律[3]。

她還活著，妳自言，這樣就夠了。

妳欺騙自己，以她短暫的 stability[4]。

我們都在欺騙自己，欺騙自己還活著。

其實就算她恢復正常意識狀態，也不知道癌細胞多久就又會奪走這一切。

或許希望找到她只是妳一廂情願的癡心妄想，從頭到尾都是妳自己的囈語。她可能在那一天急性失去意識之後就已經被丟失了，沒有人能夠找回她。

就算找回，也不會是完整的她。

住院後的第四天她開始 try weaning[5]，老師向家屬解釋她意識狀態依然不好，之後成功拔管後照護上的挑戰。妳站在一旁，讀不透家屬的臉。她兒子戴著口罩，對著老師的解說只是點頭。窗外的天空灰黯，燈火不明。

妳依然每天來評昏迷指數，第六天時妳在她耳邊呼喚著她的名字，她的頭轉向妳了。

右眼眼瞼下垂，左眼卻透出一絲微光。

妳感覺到手邊的細繩有微微被牽動。

---

1. Monitor：生命徵象監測器（心律、血壓、血氧、呼吸速率）。
2. PQRST：心電圖的基本波形由 P 波、QRS 波組、T 波組成；P 波代表的是心房的去極化（心房收縮）、QRS 波組則是心室的去極化（心室收縮）、T 波是心室再極化（心室舒張）。
3. 即心肌的去極化從竇房結開始，一般正常人皆為此種心律。
4. Stability：病情穩定度。
5. Try weaning：脫離呼吸器，不依賴呼吸器而自行呼吸。

實與虛的距離（肝膽外科）

內在永遠比外在還重要。這是外科教給我的第一堂課。

沒有挺進去病人的體內探勘，甚麼只是雲霧，浮浮的不切實際。

實驗數據、電腦斷層、核磁共振膽道攝影……那些都只是地圖，讓我們略微知道路大概的樣子，而真正的曲折，只有走下去才會知道，眼前等待著我們的是滿徑荊棘荒蕪，還是天光雲影下的暗香浮動。

而走下去的過程，每一步都是踩在碎冰上，小心輕放。在冰冷的手術室裡，每個人都是緊緊嵌合，卻又如此孤獨的存在。一條平順的路過了之後下一個轉彎可能就是懸崖峭壁，一條未被辨識的血管被弄斷，膽管經過灼燒後膽沙如芝麻糊一般竄洩……在螢幕前的我看得似懂非懂，隱約嗅到了誤踩地雷時噴炸起來的火藥味，眼前只見各種長得像槍枝的危險器械在不同人之間交互傳遞如傳球，每一個眼神，每一句話，這一連串的符號如 the enigma 隱匿著某種意涵，而我還沒有學會如何拆解，我還只是一個隔著半透簾幕在觀看的外人。簾幕的另一邊，是煙火是戰火我猜不透。

我總是慢半拍，總是隔了一個夜晚回來醫院才發現世界都變了，我的 primary care，一個可愛的阿姨，在前一天傍晚做完 biopsy[1] 以及插上經皮穿肝膽道引流管後在半夜時血壓驟降，我盯著醫囑總覽，企圖拼湊出前一天的故事，卻如一個沒有帶纜繩就要攀岩的生手，笨拙生疏。學長一句：學妹妳知道妳的病人昨天敗血症嗎？昨天值班醫師想要補水給她，但是血壓一直上不來。到了今天才插上中央靜脈導管[2]，之後繼續補水才穩定下來。我試圖要聽懂他的一字一句，卻發現自己腳底的碎冰鬆動，平衡感頓失，我急著想要抓住甚麼，卻發現身邊甚麼都沒有，我必須找回自己的平衡才不會滑落。學長離開之後，我鼓起勇氣走進那間緊閉的治療室，我不知道要如何面對她與她身邊心急如焚的兒子。我這個連她前一天敗血症[3]都不知道的菜鳥。

看著床上左右各插著一條經皮穿肝膽道引流管[4]，左邊插著一條引流管，脖子上一條central line[5]蜷曲著，她虛弱的躺在病床上。話語在我舌尖被纏住，我只能站在門邊看著她，是她先認出我來要坐起來，我一叫了一聲：「阿姨！」後面的字句立即被斬首。阿姨平滑的忽略我的不知所措，向她兒子介紹我，我害羞的點點頭，實習醫師這四個字的重量壓在我身上，讓我喘不過氣來。我還沒有找到在碎冰上滑行的方法。

「阿姨，哩就感扣。」我從有限的台語詞彙裡翻攪，想要找到適當的話語安慰阿姨，一說出來卻像是一個十歲小女孩被自己的媽媽逼著要跟阿姨慰問。我後背涼了半截，擔心是否會讓家屬發現自己真的只是菜鳥（雖然他們應該早就知道）。阿姨沙啞的聲音說道：不會啦！妳們才辛苦！謝謝你們的照顧。

我例行性的問了她傷口會不會痛，會不會很累，有沒有哪裡不舒服，之後趕緊在她插滿管路的身上做生理檢查，之前在內兒科生理檢查總是做得緩，彷彿這是一種神秘的儀式，在每一次肌膚的接觸下，手是會留下病人掉落的上皮細胞，彷彿帶走了病人身上的甚麼，一些記憶，然而這次我匆匆做過，我怕弄痛她。在關上門之後，我感覺心裡好像多出了一個空間，以往那個空間都是會被填滿。後來回頭想了想，是 primary care 的臉孔。

內在比外在重要。我只記得她的 3D 核磁共振膽道攝影長甚麼樣子，對於她的臉卻是模糊不清。

或許這也是一種記得。這樣就算忘記了，心也不會隱痛。

---

1. Biopsy：病理切片，為多數疾病確診的方式。
2. 在急救或需要高濃度藥物、全靜脈營養的情況下，會放一根較粗的導管放進靠近心臟的大血管。
3. 因為感染造成任一重要器官衰竭（人體重要器官：心肝腦肺腎以及血液循環），常見於多重共病，免疫系統不佳的病人。
4. 針對阻塞性黃疸的病人，將引流管由前腹壁或右腹壁肋間置入膽管，使膽汁由引流管流出體外，或流入十二指腸。
5. Central line：即中央靜脈導管。

蛻（胃腸外科）

那個形銷骨削的老人如嬰孩般蜷縮在那張無數人躺過的床上，他的內外褲都解開了，臀部裸露在數個身穿白袍的陌生人面前。老師慢慢的將已經滑過的肛門鏡伸進，一聲壓抑的呻吟從老人緊閉的嘴裡擠出，他整張臉扭曲了起來，冷汗自太陽穴滲出。

躲在口罩後面的妳想要把眼睛閉上，卻還是強迫自己睜著雙眼看著老師用鑷子沉沉的夾出血塊，每夾出一塊，他的身體就抽動一次，妳緊緊抓著自己的手臂，忍住不去安撫他，因為妳知道世上唯一能去除他當前痛苦的就是老師手中的鑷子與肛門鏡。在老師終於停止動作，告訴他可以用衛生紙擦去身上的潤滑液時，妳也鬆了一口氣。

妳一直都知道痛苦有很多形狀，尤其是身陷醫院，會逐漸擴充對病痛的認知，只是妳沒想到藏在肛管裡的小小痔瘡也能奪去一個人對生活的想像，這讓妳對這個原本有些輕忽的科別增添了幾分敬意，這個都在面對人類最不堪，卻也最真實一面的科別。（雖然妳還是沒有那個勇氣與耐心去面對，妳是那種胃鏡大腸鏡看久就會想吐的人）

在這裡，妳努力想要從中習得些甚麼，儘管妳覺得格格不入，外科的明快乾脆是妳內心的糾結繁複無法跟上，妳在刀房裡看著螢幕上的達文西看不出個所以然，妳無法對手術中數小時的且走且退感到興致勃勃，妳渴望的還是在病房裡，與病人那些「無關緊要」的閒聊，妳渴望的是看到一個完整的人。

偶爾妳還是會遇到那種讓妳不斷推延探訪的病人，他們或許要求很多，或許嫌棄妳的手太冰而不讓妳做生理檢查（不過連妳都不想赤手觸摸自己了），或許以排山倒海的問題讓妳不得不面對自己才疏學淺的事實（妳還將手機遞給他看網路上的圖）儘管如此，妳還是在聽診器壓上他的三尖瓣區[1]

域時聽到的 regularly irregular heart beat[2] 記錄下來，隔天急著去問老師是否有臨床意義，每天盯著他的每一項數據，將異常的項目都寫下，為他 survey 出 list of diagnosis[3] 以外的問題，並列出可以加驗的項目。妳為著他每一天的一小步喝采，然而當他倒退時妳又開始煩惱，如一個看著自己小孩學步的母親，總是戰戰兢兢。

到最後，妳才發現，白袍穿上了，就再也脫不下來了。

---

1. 三尖瓣聽診區位於胸骨下靠近劍突偏左處。
2. Regularly irregular heartbeat：簡單來說是不規律中仍帶有一定規律的心律（例如二度房室阻斷）。
3. A list of diagnosis：一系列鑑別診斷。

形的謬論（心臟外科）

若不是在這裡，我們的命運還能有交會的可能嗎？

初見你，你如一隻巨大的牛躺在病床，透過加護病房的玻璃，我幾乎無法辨別你是否還活著，即使知道你應該氣息尚在。

老師告訴我你寡言，可能比較難問出甚麼，我說沒關係。

我對謎一向甚為著迷，我想要解你這個謎。

第二天，我與老師在護理站討論著你的病情，表面輕鬆自在，內心卻顧慮著我們的一字一句其實都已經縫進你的耳裡，甚至縫到心中。

第二天，我走進去你的病房，與又喘又腫的你第一次單獨交談。當你提及你們家族身形都屬於肥胖體型時，低頭烙下的陰影是如此微小，又是如此巨大。

每個病人我曾經有叫他們減肥，老師說。

但這樣說難道不會讓他們更沮喪嗎？我問。

小姐，妳真的是很麻煩欸！妳又要叫病人減肥，又怕這樣說他們會難過。

我辯得口沫橫飛，以社會心理學的角度去說服老師自己的論點。是否我也是一個矯情的人？如果你只是我在路上擦肩而過的路人，我也只會下意識認為你應該要多上健身房？

在醫學領域裡，肥胖的確是很多疾病的危險因子，我們應該如勸戒菸、勸戒酒一般勸減肥，但當我們在勸病人減肥時，是否都沒有帶有一絲主觀情緒，如輕蔑、鄙視、嘲諷？

而我們自己又到底是為了健康減肥，還是不被歧視減肥？

我曾經為了多了一公斤而害怕，一定要等到體重量起來又恢復以前的數字才放心。

那面鏡子反射出的自己，如一個不合乎正圓的奇形，我們都孜孜矻矻於將自己削成或補足至符合外框的樣子。

符合外框才能得到被歧視的豁免權。

我們是否都在互相傷害，以目光以言論以表特版以 Instagram ？

你曾經數個月將自己鎖在家裡，是世界傷你過深嗎？

當你在孤立人群的時候，也與自己越來越遠，此時疾病的魔掌趁勢長驅直入，你的腎功能惡化到需要長期洗腎的階段。

你的血壓始終壓不下來，即使已經上了三種降血壓的藥物收縮壓依然頑強的大於 140。

這些年來，那些無語卻帶刺的目光、沒有說出口的批評，是否都一疊一疊慢慢的如堆積木一樣壓在你身上，最後反撲的是你的身體，不是那些向你擲與惡意的人。

在每一次的接觸，我的善意是否讓你不自在。你是不是在想：只是因為我是妳的病人，妳才會這麼關心我。

這句話，是對的，也是錯的。

對我而言，你是遙遠的彼岸，一個我從未想像過會相遇的客體，然而兩條平行線有了交點，在這個交點上，我真心渴望理解你，不是認識你這個病人，而是你，一個完整的人，有歷史的人。那些未能說出口的話，或許就再也沒有見光的機會。

我只希望你在走出醫院大門時，第一個看見的是迎面而來的日光。

在光下，你將拋下那道冷影。

遺族（神經外科）

眼前急診護理站電腦螢幕上那一大片腦室內出血在妳腦中敲起一記喪鐘，由小漸大，如遠方駛近即將墜落的飛機失控的引擎運轉聲。妳縮著身子，偷偷瞥向身旁的總住院醫師學長，他坐在一位貌似外省的老先生與他中壯年的姪子旁邊。

伯伯你講中文還講台語？在帶來噩耗之前總得先有一句禮貌的起手式，妳想起劊子手在揮起巨斧前都會禮貌性的問跪地的受刑人：你還有甚麼未竟之言嗎？（顫抖的犯人或許腦中一片空白，但至少他知道自己即將看到死亡的臉，他某種程度是全知的。）

那位白髮蒼蒼身穿灰白色薄外套的老伯伯不知道他會看到甚麼。對他而言，他的太太只是下午跟姪子去公園散步，突然倒下。他不知道，她這一倒下，就再也起不來。

說中文就可以了。伯伯說。妳讀不出他語氣的冷靜是因為年齡帶來的練達，還是對極大恐懼的壓抑自制。

這個兵荒馬亂人進人出如簡單擴散般容易的急診 station 在妳眼裡是對家屬進行病情解釋最不理想的地點。但妳們沒有選擇。這個白色巨塔能容納上千床，卻沒有空間存放、保護這位七十餘歲的老人面臨死別的哀傷與衝擊。學長開始以冷靜卻不失同理的語氣盡可能合宜的讓這兩位親屬明白那位躺在病床上雙側瞳孔放大的太太就算開刀也是會成為植物人，她只會是一個臥病在床的有機體。老伯伯沉默了，姪子率先說話，開始勸伯伯讓愛人離開也許是對她以及自己最好的選擇。伯伯蜷曲起來，那滿布皺紋的臉依然自持，五分鐘後他跟學長說他決定不要讓太太開刀。不施行心肺復甦術在接下來的五分鐘簽下去。一切都發生在短短的二十分鐘。

如果伯伯知道太太之後的命運，也許會在她出門前緊緊的擁抱她，在她唇上種下此生最後一吻。

但他不會知道。

死者會被悼念，墓上會有白花紀念，而被留下面對痛苦的總是生者。

在親屬轉身離去之後，妳也不會知道那些生者日後的生活，他們是否每天在窗前為死者生前最愛的花澆水？而在黃昏來臨時，當風撩撥著門前吊掛的銀鈴時，他們會坐在空無一人的客廳裡，幻想著心愛的人歸來。然而那風鈴搖動終究只是物理現象。

妳站在白色巨塔的牆邊，牆內亡魂聚集，牆外活人獨居，是否能戳出一個洞讓他們團聚？沒有愛，陰陽兩界都是冰冷。

但妳也只能在牆邊一邊聽著遠方微弱的叮噹聲，在這端凝視躲在陰暗角落的亡魂。

凝視的逃避（婦產科）

那位輪椅上年近 60 歲的中年婦女在 3C 病房的窗前一直凝視著自己的倒影。

妳躲在無人的角落，偷窺著她。

妳等待著她發現身後有一個在死寂無聲中大力呼喚她的目光。

她始終沒有。她被困在自己的倒影中。

妳趁她還來得及轉頭之前就離開了。

妳也被困住，被困在她的倒影中。

近來妳常做惡夢，內容已經被妳遺棄，妳只記得那黏滯不散的下墜感。

而每當妳睜著浮腫的雙眼站在鏡前看著自己的倒影時，妳想不起昨日的她。

妳抹上無瑕的粉底液，畫上彎彎的眉毛，捺起一抹玫紅，再一次，妳記得自己長什麼樣子了。

踏著輕盈的步伐，妳舞動著裙擺走出那扇門。輕盈的走向那一間間承載著垂死女體或孕育新生兒母體的病房。

每天早上晨會急診交班，對比身邊的學妹們的聚精會神，妳是如此漫不經心，為此，妳是否該感到羞恥？

這種漫不經心，也是一種厭女情結[1]的變形？

也許，妳一直睜一隻眼閉一隻眼的是，那些宿命式的投射，那些婦癌病人讓你看見女性為了孕育新生命所付出的代價。

無人感激的犧牲。

那些在陰翳簾幕後面的逐漸失去美貌、可愛的垂暮肉身。

也許是因為如此，妳才會下意識如此努力維持著妳自身的年輕可愛，如同醫美看板上的廣告女主角。

抵禦下墜，抵禦年輪，放任自己衰老是罪惡。

雖然可愛也無法為妳帶來救贖。

年輕時被物化，不再年輕則被打入冷宮。變形的乳房、生完小孩後的三層肉、逐漸與沙發等寬的臀部，這些似乎都大過脖子上那個讓人類與動物不同的器官。

在這個陽剛，充斥著男性凝視的環境裡，妳唯一能抵抗的方法是將內化的男性凝視剜出來，雖然這些已經深植妳心，如子宮內膜異位症[2]般頑強，會一再復發。

妳只希望有一天坐在輪椅上望著窗外時，凝視的不是自己的倒影，而是那些不顧形象大笑大喊的女孩們，妳知道她們不會再做惡夢，而她們身上的束縛已經在我們這一代解鎖。

---

1. 社會上顯性隱性針對女性的憎恨、厭惡及偏見，值得注意的是厭女情結不見得以批評羞辱的方式呈現，很多時候以表面上的關心實則禁錮的觀念包裝著，例如男主外女主內，偶像劇內男性一廂情願想要保護女性的心態等等。
2. 子宮內膜組織跑到子宮以外的器官生根，容易復發。

-兒科-

失樂園（小兒中重症病房）

在黑暗中你感覺到一陣寒意，原本裹得緊緊的巾被被緩緩揭開，你扭動著小身軀，一雙手揉著尚未睜開的雙眼，一雙冰冷的手冷不防的滑進來，似蛇一般侵入你的伊甸園。你開始揮起孱弱的小手，像一個勇敢的小勇士抵禦外侮，然而那兩條蛇依然逼近，還攜著帶有金屬觸感的聽診器，在你薄如蟬翼的肌膚上蓋章，烙下戳記，表示你依舊活著，還在呼吸。

「頭跟胸部還是有點黃，不過肚子褪了不少。」你耳邊的空氣震盪著，一個溫柔的聲音喃喃自述，那個聲音與還在溫暖的子宮裡聽到的聲音不盡相同，陌生卻熟悉，她每天都會在你的第六餐之前搔著你的小耳朵，你聽不懂她在說甚麼，你只知道她的來臨總是伴隨著那堅硬金屬。你其實沒有很期盼她的到來，你不想她讓你從安全的被窩裡暴露出來，如新生的幼羚在母親缺席的情況下被迫孤身攤在荒原上。你只想要你的媽媽，其他都不要，你不想住在這個恆溫箱裡，像一隻小雞。你想要蜷縮在母親廣闊的懷裡，唯有在那裏你知道自己不會受到傷害，你也不會知道那個每日撫觸你透過聽診器感受著你小小心跳的女孩，她睜著驚奇又畏懼的雙眸想要將你的身影存取起來，她不知道你這個甲狀腺發育不良的小男孩以後的命運，她知道你不會記得她，也永遠不會再見到她，她只希望這個世界會善待你，雖然這幾年來的新聞讓她高度懷疑這個被意識形態與歧見撕裂的社會是否適合未出世的孩子成長。她汩汩湧生的母愛讓她想要抱起你，想要讓你感受人與生俱來的柔情。每次與你的相聚，她都希望可以多偷一點時間，卻又害怕讓你受驚，她不願讓你在冷空氣裡多受寒幾秒，只能笨拙的加快身體檢查的速度，卻又著迷於你的脈動與心搏，這樣一顆小心臟是何等賣力的跳動著。你都這麼用力地想要活下去，那她呢？她又怎麼能被內心的心魔擊潰？你給了她好好活下去的理由，以你甜美、天使般清新的氣息。

在她離開的最後一天，你終於睜開雙眼，光明掃去了原有的恐懼，你變得比以前更強大，開始靈動的四肢在空中揮舞著，彷彿是在向世人宣示著你的存在。她在恆溫箱外面溫柔地看著你，你的雙眼迎向她，你不認得她。她笑了一下，眼裡的落寞如秋葉飄過。她打開恆溫箱的門，雙手伸向你，你不再害怕，勃發的擺動手腳，模仿鳥兒飛翔的樣子。那個聽診器貼在你的胸膛上，你沒有用手將它撥開，只是讓它靜靜的在那裏。這是她的雙手在你身上停留最久的一次，她手腕上的香氣潛進你的小鼻子裡，你不知道那代表著甚麼，你不知道你不會再聞到那股味道了。在她關上恆溫箱之後。

占有（小兒神經）

妳沒有參與他的過去，只有從病歷上嘗試拼湊那條與妳命運交會之前的生命線曾有的經歷，他短短三個多月的生命中所有重大事件在電腦上攤開於妳眼前。文字雲淡風輕的帶過他從出生時沒有如正常健康嬰兒大聲哭啼宣告世界他的到來，而是寂靜。這片寂靜與那潭沾染胎便的羊水讓醫護人員緊急抽吸他的口鼻以及上 neopuff bagging[1]，大家注視著那個軟癱的小生命內心默禱著他只是因為氣道被堵住而無法呼吸。隨著時間滴逝，那小小胸膛依然沒有起伏，皺起來的小臉毫無自主呼吸，人們臉上原本期盼的神情取而代之的是恐懼，才剛出生不久，他被迫插進直徑 3.5 mm 的氣道內管，轉去新生兒加護病房。他在醫院從不到 2800 公克長了整整兩公斤，兩個月後出院，五天後又因為癲癇重積症伴隨發紺與缺氧再度回到加護病房，在這座白色巨塔一直困著，困到妳走進他生命的此時。

妳在第一次走到他床畔時注視著這位奇特的小身軀。他的背脊彎曲成正常嬰兒無法達到的弓形，雙眼不會隨著妳在他面前晃盪的手指移動，也不會因為妳手掌突然的逼近而眨眼。妳轉著他的雙手雙腳時可以感覺異常的阻力。他真是一個奇異的小傢伙，妳聽到附近的護理師這麼說。她們似乎都不太靠近他，他身旁幾位嬰兒倒是總是有人簇擁著逗弄著。妳望進他毫無反應的眼眸，無法想像他看到的世界是否與妳相符。他不會記得妳，妳心底很清楚。但妳卻沒有想到自己會在往後的兩週為這個長相與眾不同的小寶貝哭泣，從他因為嗆到以及逆流後來缺氧伴隨著心跳加速而住回小兒加護病房，到他數次因為持續呼吸中止而進行心肺復甦或啟用復甦球[2]，雖然那些可怕的時刻妳都沒有親臨現場看到他青黑得如葡萄，但是妳每次去看他在他床邊撫摸著他鼓鼓的雙頰，逗弄著他粉嫩的小手小腳時餘悸猶存。妳凝視著他半睡半醒的懵懂小臉，暗自感激上帝沒有將他接走，卻不知道下一次呼吸中止是甚麼時候。恐懼夾雜著憐愛如藤蔓包住妳的心，妳越來越常想起他，妳可憐又可愛的小寶貝，妳一方面希望他不要一直住在小兒加護病房，卻又很慶幸自己可以自由地與他獨處而不用與家長打交道。妳好希望他是妳的，雖然他非常需要格外小心照護，而且日後也無法與一般正常孩子那樣活蹦亂跳，甚至可能連吃的無法，得做胃造口，即使如此，妳依然愛他。只是他終究不是妳的孩子，妳也只是他生命中的過客，妳會離開他，前往下一站。

對妳而言，離別的痛苦終究只有一瞬，而他的一生是如此漫長，道阻且長。妳可能甚麼都幫不了，只能目送著他顫巍巍的爬過這崎嶇的路子。

現實是如此殘酷，但在妳心中，他依舊永遠會是妳的小寶貝，是妳曾經為之心痛過擁抱過的小寶貝。

---

1. Neopuff bagging：新生兒甦醒急救器套裝組：提供主要新生兒正壓給氧吸呼，用於搶救剛出生呼吸困難的新生兒。
2. 主要用於須要心肺復甦及須要人工呼吸輔助的場合，尤其是窒息的急救、呼吸困難、不順暢或需要提高氧量治療的病人。

旁觀者（小兒加護病房）

第一眼見到他時，他不同於其他病房裡孩子般枯瘦的雙腿掛在欄杆上搖盪著，宣示著一種超齡的不羈，雙手被約束帶綁住，那張尖削的小臉發出陣陣哀鳴，那對周遭世界的不安，也隱隱挑撥起其他有感知能力的客體之不安。妳以為會有人因為他的哭聲人為他放下手邊的工作，趨近他，甚至輕撫他，妳猜錯了，沒有人為此抬頭，也沒有任何一個望向他的目光。妳隻身靜靜地來到柵欄床邊，妳腦中響起護理師對妳的告誡：小心他的雙腳，他會踢人。妳將這句話輕輕的擲向後頭，儘管妳內心還是有萌生一絲恐懼。其他同學選擇更為可愛的孩子作為 primary care，為甚麼妳就不能像他們一樣？妳用理性說服其他人選擇這孩子是為了研究這個罕見又複雜的 case，畢竟在這理性科學至上的巨塔裡，妳知道暴露自己內心的某些渴望或理想會與同事形成無形卻堅硬的界線，不可外顯形而上或理想化的內底，妳總是告訴自己，連說話都不能太感性，妳已經因為自己的性別會被誤會成感情用事。然而這孩子在妳面前的存在，逼得妳無法逃避自己的原形暴露——妳內心懷有著對他的憐愛與柔情，妳不願看著他在這沒有人親撫與玩具溫暖的柵欄裡枯萎。妳從學妹那裏聽聞他有著一個複雜的家庭與艱苦的童年，才五歲就會對人咆哮髒話，背後意涵著他的字典裡從來沒有灌進溫情的語言。

也許在妳心底，妳渴望在他小小尚未發育完全的腦中植入溫柔的種子，讓他了解原來世界不是只有怒罵與無限的武裝，還是有人能讓他將自己完全的交出。在妳慢慢靠近他時，他的哭聲瞬間停止了，雙眸專注地凝視著妳，妳將雙手放在他的胸上，置於他小心臟搏動的位置，那靜止的時刻，妳望盡他滿是瘡疤的靈魂，對他笑了一下，雖然妳其實也很想哭。他的臉龐蒙上前所未見的平靜。妳輕喚著他的名字，他的雙眸反射出來的是妳一直想成為的那個自己——雖然因為無法解決的苦楚而哀傷，卻是平靜。他在妳為他做生理檢查時睡著了，任妳在他身上聽診按壓，妳請他張開嘴巴，他順從妳的指令，一切都在一種無聲的默契之下完成。往後十天，妳與他在這樣的默契中逐漸熟悉彼此，他知道妳不會在做完生理檢查之後匆促離開，而會將雙手放在他身上一陣子，妳不期待他記得妳的撫摸，妳只是一個過客，妳只希望他的身體還有空間積存單純充滿感情與關愛的觸覺記憶。有時妳好想成為他的小媽媽，填補他媽媽缺席的位子，但妳又不希望在他出院後在他心中烙下一層分別的痛苦陰影。

在他AAD[1]被轉去中榮的那一天，妳將手輕放在他後腦勺，放在他血管壞死的部位之上，妳難以想像他長大後會是怎樣的男人，他能遇到他深愛，也同樣深愛他的女人，一起建立美滿的家庭，不再複製上一代的悲劇嗎？這些問題，妳不願去多想。再見，妳對他呢喃，連口罩都沒有摘下。就讓他記得妳的雙眼，這樣就好，再多一點就會在日後感到慢性疼痛。

妳走出小兒加護病房那扇門，不給自己機會回頭。

1. AAD：against advice discharge，病患病情尚未穩定而堅持離院

存在主義的安慰（小兒免疫）

那只粉色的小行李箱羞怯地躲在她的床邊，目測不超過十八吋，幾位兒科加護病房的護理師圍繞著她，吱吱喳喳問道：「妳怎麼有個這麼可愛的行李箱啊？這個行李箱小到連離家出走所需的家當都塞不下吧？」

她沉默，一頭褐色長髮披散在小麥色的肩上，脂粉不施的臉蛋透出十六歲少女才有的細嫩光滑。如此突兀的存在。幾乎以為她是誤闖加護病房的逃家少女。她應該在陽光下。

妳凝視著她，眼中隱約有另一張臉交疊在她臉上。是妳在精神科的primary care。相同身高、體重、膚色。在她抬起頭還來得及與妳相視之前，妳趕緊低下頭。這是一個錯誤，一個玩笑。妳想。上帝總是有著饒富興味的幽默感。

妳深深的將外界的空氣吸進肺部，鼓起勇氣上前對她說：「我是×醫師的實習醫學生，我姓李，我接著這幾天都會來看妳喔！」

她略帶疲態的臉上沒有任何表情。妳想起另一個少女，妳第一次見面對她說的是：「妳願意陪我走一段嗎？」她那時笑靨綻放如一朵曇花。短暫甜美得令人心痛。

眼前這位少女不是她，也不會是她。這只是一個替身，是妳乾涸的情感沙漠中偶然閃現的海市蜃樓。

也好，人總是需要短暫的慰藉，縱使虛實不分。那又如何呢？

而且妳已經怕了，這一切靈魂的穿刺，抽出了甚麼？又剩餘甚麼？

一切淺淺輒止即可。妳決定。核爆最後只會殘存廢墟。

躺在病床上滑著手機的她對於妳內心的曲折一概不知，她不知道自己失去了主體性，成為被妳情感投射的客體。

第一次的對話稀稀落落，妳努力找回自己在精神科與病人會談的能力，不知道是因為這幾個月在內科病房的「訓練」，妳發現自己的舌頭不屬於自己，那些以往自然吐露的話語到了舌尖瞬間融化，妳成了失語症的病人，只能僵硬的問她一些無關緊要的問題：平常滑手機都在看甚麼？在這裡是不是很無聊？平常是跟誰住？

越多話語自妳口中流出，妳越是羞愧地想要逃離。妳自己都無法想像有醫學生與妳進行拙劣的對話，一字一句在心湖裡噴濺出惹人厭的巨響。上帝，怎麼樣才能讓我結束這場讓人無地自容的對談？妳習得無助的思忖著，如果每天都必須如此那會是莫大的鬧劇！所幸對話到了一個無法推進的窘局，妳立刻敷衍了幾句：妳好好休息啊！我明天會再來看妳！離開時，妳幾乎是踩著小跑步如夾著尾巴的小狗一拐一拐的掃出現場。

隔天下午三點，妳在她的病房門外踟躕著敲門的時機，在妳終於蓄積了面對現實的勇氣開門進去後，妳看到她的病床為簾幕掩起。妳內心的小聲音扯著妳一步一步倒退至門口，過程中妳縮到不能再縮的勇氣依舊徒勞的試著改變妳的動向。妳輕輕的關上門，如釋重負。晚點再來看她好了，妳對自己一再確認，妳不是膽小鬼，只是體貼病人，不想不合時宜的打擾她。

晚上六點，妳真的得不合時宜的去打擾她吃飯，不然當天的 progress note 交不出來。再一次，妳拖著沉重的腳步出現在門前，妳整整衣領，反覆確認聽診器是聽得到聲音的，做好「萬全」的準備，妳敲了三下，拉開門，直直的走到那個為簾幕隱藏起來的病床，在簾幕外對著她說：「真真，我來看妳了。」

她應了一聲，揭開簾幕，妳發現她伏案讀書，擺的是社會科。妳笑了，問她是不是在準備期末考，她立刻哀號一聲，說她缺了幾十堂課，進度落後很多，社會科是她喜歡的科目，她還可以自己讀，然而數學物理她真的不知道該如何是好。妳說妳以前也最討厭數學物理，但是為了考試不得已一定要讀。妳們開始抱怨數理，討論起熱愛的歷史與地理。第一次，妳在她疲倦的雙眼看到光。那是年輕的心靈尚未熄滅的篝火。

「妳以後想做甚麼呢？」妳問

「我以後想要走企業管理相關，但我爸媽覺得我沒辦法。其實這個寒假我有報一個企管營，在台北，但我爸媽不准我去。他們覺得以我的狀況是不能去。」

她側著臉，陰影投射在她半邊臉。妳沒有體驗過一年住院住到自己數不出次數，妳不知道一葉的肺被切除呼吸是何等費力，有太多事妳不知道。妳想起另一個少女，她那一晚吞了八十顆 Flunitrazepam[1]，隔天還是爬起來上教會，儘管知道上帝拯救不了她。妳只知道自己曾經被許多躲在暗處的惡意戳刺到不願從床上爬起去上學，多少個早晨妳伏著洗手台努力不使翻攪痙攣的胃擠出胃酸。

但妳還是決定讓自己站在陽光下，妳知道陽光不會審判妳，它對每個人都是仁慈公平的。

「其實人活著就注定承受很多病痛，有些我們可以預防，有些我們無法，面對那些我們無法預防的劫難，我們唯一無法被奪走的是心中的夢想。妳雖然有這樣的病，但這也擋不了妳去追尋內心想要的，勇氣會讓妳生出翅膀，也許也會為妳帶來意想不到的結果。」

她抬頭迎向妳的目光，眼神不是妳能讀盡。

美，往往是生於苦難，苦難卻不一定會孕育出美。

雖然如此，妳還是想要相信這一切苦難是有意義的，妳想要相信漫漫長路的盡頭是有甚麼等著她們。雖然她們不見得能活著走到。

「最重要的事，不是肉眼看得見的。

這一切都只會是暫時的，妳必須這麼相信」

妳在她的肩上拍了一下，她的肩微微動了一下。也許是一種微弱的回應。

妳也必須這麼相信。這樣妳才能繼續好好活下去。

兩年後，妳在一次外科值班查詢急診簽床名單看見她的名字，這次她是發燒、咳嗽有濃痰來急診，因為免疫不全的 underlying[2]，她被簽往兒科加護病房。

妳複製她的病歷號，在體系病歷上搜到她過往兩年的門診紀錄。在值班為數不多清閒的縫隙之中默默拼湊出她這兩年來的輪廓：數不清的回診，有小兒心肺、小兒免疫，以及小兒精神，幾次急診紀錄（每一次都是前一次的複製，發燒咳嗽有濃痰）。妳知道她有在吃預防黴菌感染的用藥以及抗憂鬱藥物。她曾經因為抗憂鬱藥物以及對所有事物興趣缺缺而胖了幾公斤。她的 key person[3] 是媽媽，卻與媽媽漸行漸遠，而從前住在一起的爸爸與阿嬤也很少見到她。

一個漂浮的孤島，妳想。

我從國中到現在最熟悉的地方就是醫院。

我很害怕，很不喜歡來看醫生。每次的回診都提醒著我的殘缺。在十六歲那一年右下肺葉被切除後，我總是想著哪時候我另一個肺葉也要犧牲。

有時在想會不會哪一次進來了就出不去，被關在陽光到不了的小房間裡，最後一點一滴與無光融為一體。

我有時很希望我沒有被生下來，我愛我爸媽但又無法原諒他們。或說我無法原諒的是自己，帶病的自己。

妳想像著她在精神科診間裡，面對著醫師，以退化成嬰孩的姿態大哭大鬧，蜷縮在椅子上。這些話注定是深深葬在她心底那不知何日才會消融的永凍層。

她如果說出了，她就會死去，然後重生。

然而，她沒有死去。

她繼續活著，以失重的飄浮狀態。

妳在還來得及預測她將被帶往何處之前就被樓下 ICU[4] 叫下去幫忙壓胸。

在妳雙手壓著那具因為肋骨被壓斷而凹陷的胸廓時，妳很清楚自己只是在執行醫療常規，妳手下這個沒有脈搏的阿嬤不會因為妳跟學長們多壓三十分鐘就活起來。

但因為家屬還沒有準備好讓她走，妳們四位輪流上陣一邊揮汗一邊壓胸，等到急診的壓胸器上來繼續壓。

結束後妳瘸腳般慢慢走回值班範圍。一走回來，護理師湧上來跟妳報：

李醫師，治療室那一床血壓在掉了，現在是 65/35，妳還要把 Levophed[5] 上調嗎？

妳硬拖著一身疲憊走進治療室，那個行銷骨削的癌末阿公躺在床上，開始出現 Cheyne stokes[6] 呼吸 pattern，他兒子一看到妳從躺椅上倏地彈起來，湊上來等待妳。

妳緩緩轉向他說：差不多是時候了。

他壓抑著內心所有情緒自制的點點頭，拿起手機開始叫家人與葬儀社的人準備好。妳悄悄的走到病人面前，剪掉他身上 pigtail[7] 的綁線，他杳眼圓睜的注視著前方。妳從他眼中看不到自己的倒影，只是無盡的黑暗。

妳在家屬蜂擁而至之前離開了治療室，躲進值班室，當時是凌晨兩點半，妳準備和衣而睡。兩年前她最後一次凝視妳的眼神幽幽的浮上妳面前，逼得妳無法不直視。

那一刻的妳張口想說甚麼，濕濡濡的話語卻瞬間乾涸。

1. Flunitrazepam：氟硝西泮，強力安眠藥，迅速誘導睡眠。
2. underlying：原有慢性疾病。
3. Key person：主要照顧者。
4. ICU：Intensive care unit，加護病房。
5. Norepinephrine（正腎上腺素）的商品名，臨床上常見第一線升壓劑。
6. cheyne stokes breathing pattern：一種非常不規則的呼吸狀態，又稱為瀕死呼吸。
7. pigtail：豬尾巴引流管，常用於需要長期放置引流管的病人身上

-小科-

陪病人（眼科）

你父親，他是不是有慢性心衰竭？妳緩慢的翻著手中那一大袋藥，視線停留在那一袋 Digoxin[1] 上。眼角餘光偷偷觀察著那位推著父親來看青光眼的中年兒子。

這裡是眼科四診，雖然多數來看 glaucoma[2]、cataract[3] 是中年以後的病人，chronic disease[4] 像是 DM[5]、HTN[6] 基本上都會集到，但像眼前這位佝僂成一團的阿公吃到 digoxin，妳還是第一次遇到。

九年前換過 aortic valve[7]，然而最終還是不敵 chronic heart failure[8] 的命運，上個月剛裝過 pacemaker[9]。妳想像著阿公 thoracic cage[10] 包圍的心臟或許已經無力再為他這將近八十載的軀體效勞，得依賴外來的強心藥才能讓他在隔日的晨曦自簾幕透進時依然能活著迎接。

是啊。去年心臟外科醫師是這麼跟我說的。

妳斜著頭望著他，思忖著是否告訴他 digoxin 只能讓他父親舒服一點，無法延長他的餘命。當時間到了，上帝就會將他大方的接走。

還是不要好了，他只是來看青光眼的，何必徒增那樣的悲傷？

兒子彷彿是看透妳沒有好好藏起來的問題，他以壓抑的聲音回答妳：

我知道，他的日子不多了。

妳咬著雙唇，妳好想問他對於這樣清晰的認知，他內心深處是怎麼想的？

然而，這畢竟只是一間眼科門診，他只是帶父親來看青光眼的，不是來接受 psychotherapy for fear of death and dying[11]。

辛苦你了，還要帶他來看青光眼。想請問這樣您的工作該怎麼辦？您有請假嗎？妳打算以一個不帶重量的關心結束與他兒子的對話，中止這場令他不安的拷問。

我現在沒有在工作，我辭職，回家照顧這兩個老的。

妳又不小心以一個看似輕鬆不帶重量的問題擊中眼前這男人內心的痛處。

這樣啊！妳摸摸下巴，如何收尾難倒妳了。但妳的直覺告訴妳，這男人心裡鬱積太多太多，而都沒有人聽見。說出來，對他而言未必是壞事。

那……對此你有甚麼感受？妳將問題往他更深處拋。他接起，欲回答，接著學姊就走進來。

妳凝視著他，他沒有回望妳。他不知道自己該望向何方。

後來他父親被診斷右眼是青光眼，有一些 neurofibrillary layer loss[12]。望出去的世界是一片模糊，書上是這麼寫。

靈魂之窗將不再能將外界的光帶進來。

妳想起阿公的兒子。每一天，當他拉開窗簾時，他從屋內向外看到的是甚麼。

不，妳不願繼續揣測下去。妳不想看到妳會預見的景象。

是啊！望出去的世界一片模糊，我想要這樣模糊下去，但這個世界會允許我嗎？

1. digoxin：毛地黃，一種強心劑，常用於心衰竭末期的病人。
2. glaucoma：青光眼。
3. cataract：白內障。
4. chronic disease：慢性疾病。
5. DM：糖尿病。
6. HTN：高血壓。
7. Aortic valve：主動脈瓣。
8. Chronic heart failure：慢性心臟衰竭。
9. Pacemaker：心律節律器。
10. Thoracic cage：胸廓。
11. Psychotherapy for fear of death and dying：針對死亡恐懼的心理治療。
12. Neurofibrillary layer loss：視網膜神經纖維層流失。

第三者（耳鼻喉）

她步入診間時臉上是春風笑面，踏出那扇門時卻是紅眼悽惘，連衛生紙都是自己從背包裡掏出的，診間裡沒有常備衛生紙（或許衛生紙只有在精神科門診才是必備物件，地位與口罩、手套並齊。）

躲在口罩後面的妳睜著那雙晶亮澄澈的眸子追隨著她的一舉一動，從滑著頭頸部電腦斷層影像老師的後腦杓意圖揣測那臨床經驗豐富的心智此時想的是甚麼。妳是有看到貌似在鼻咽癌細胞又復發，只是妳不知道老師將如何把這樣的壞消息傳達給眼前這位四十不到的女性。

老師試圖以平靜的如實告訴她，不見平時的風趣幽默、游刃有餘。

她眼眶的淚水終究還是抵不過地心引力。滑過臉際時大家都躲了起來，不是在敲鍵盤就是在對其他病人問診，或是躲在老師後面假裝在翻國考用書。

只有妳，妳的目光始終沒有離開她。妳的手伸進白袍口袋想要翻面紙，卻只抓握到滿手空。

妳只能無助地凝視她的無助。甚麼都不能做。

妳強迫自己目睹著她將自己包裹在層層哀傷裡，想像著她孑然的孤獨感，周圍的人都無能分擔她此時的苦楚，她正在經受的疾病。

一種身為人的命定且永恆的孤獨。

其實妳還是可以幫助她，妳可以把這副口罩摘下，走向她，抱住她。

但妳沒有，妳只是坐在老師背後，眼睜睜的看著她走出那扇門。

在她走出診間後，老師過了不久請護理師出去看一下那位女孩是否還在診間外面，護理師回來說她還在哭。老師嘆了一口氣，說那女孩孩子都還小。

妳看不見老師口罩後面的表情。妳只能試著想像他的表情，那平常幽默風趣無所忌憚哀傷時會是甚麼樣貌。

妳也想像著自己此時的表情，畢竟妳已經很久沒有直視自己的哀傷，已經喪失對自身的認知，只能繼續想像下去，如同妳對他者情緒的想像。

紅人（皮膚科）

那一晚，你佇立在皮膚科一診門外，佝僂的身子瑟縮發抖，活似一位被棄置的孤兒。即使緊緊裹著羽絨衣與長褲也掩飾不了你一身紅疹與脫屑，彷彿是孤老的蛇在蛻皮。

我好冷啊你說，在你蹣跚的拖著步伐進入診間，連聲音都只剩一口氣，坐在老師背後的我想到歐亨利的〈最後一片葉子〉[1]，在那冬天即將逝去春天來臨的前夕墜下的葉子。

只是那片葉子是翠綠色，你的皮膚卻胭紅如楓葉。

你的兒子會來陪你辦住院吧？老師殷切的眼神投向你。

我叫他不要來，他明天還要上班。你沒有拾起落在你眼前的那一枚關心。

那麼需不需要有人扶你上去或借一個輪椅推你上去呢？

我自己走就可以了。你掙扎著起身，那一直不斷打著寒顫的身子拖著深黑色行李箱，引來了數位診間護理師，她們紛紛緊張的圍著你，深怕你倒下。

然而你依然客氣而疏遠的抖掉她們對你的關切，堅持自己走。

隔天我去你床邊拉開門簾時，你獨自蜷縮在棉被裡，如一只斑斕的貝殼窩在夢之沙灘的一隅，靜靜的不為人發現。病床旁的桌上是一大罐的奶粉以及一些四散的藥袋。陽光從窗角無聲滑進，光之下的陰影沁涼，也許還有點冽。

你的生命是否一直都是如此安靜，安靜如〈最後一片葉子〉中那老畫家冒死畫在牆上的葉，如真似幻。

我猶疑著是否擾亂那一片安靜。

最終我還是在陰影逐漸擴大時決定喚醒你，你寤醒之時依然如此客氣，在起身坐到床邊時顫巍巍地說：「還是覺得很冷。」你說話時上氣不接下氣。

任何事都在耗竭你氣力，一個小動作都讓你深刻感受到痛（你的手指龜裂到連開個罐頭都會哀號）。

伯伯，你這樣子不行啦，你還是請你兒子來照顧你會比較好。

不用啦我自己來就好，他白天工作那麼累。這又不是甚麼大事，我可以自己照顧自己。

這樣啊好吧，那你要不要蓋第二層被子，看你還在抖（我拿起躺在他腳側那摺疊整齊的棉被要攤開來蓋在他身上）。

不用啦真的，今天已經比較好了。他抓著裹在身上那條被子，緊抓著他身上僅有可以抵擋寒意的盔甲。

面對你的一無所求，我不知如何是好，在決定要出去時你卻繼續跟我訴說著你指間與腳底深裂所帶來的痛楚。

我疑惑了。

你低垂的眼角溢出來的孤寂勾住了即將離去的我，如一株水草纏繞住我的腳邊。

你的安靜底下是否還有那麼一絲渴望？你不想自己的生命就在這一片安靜中溜過，還是希望有人看到你，盛住你，就算你認為不該麻煩別人？

一生都安靜的你卻在這段時間身體如一幅 Eugène Delacroix[2] 飽蘸浪漫主義色彩的戰爭人物油畫，展露無遺的是體內發炎細胞激昂的奮戰，而逐漸削弱的皮膚屏障將你與世界的距離拉近（以冷與痛）。

你如晚秋在風中顫動的葉子，努力不要墜落，以安靜之姿。

而我看到了，我看到你掙扎的時候，雖然我接不住你。

但願我拿著被子欲披你一身能讓你感受到一絲溫暖，儘管只有一晌……

---

1. 美國短篇小說家歐亨利的一部短篇小說作品，最早發表於他的作品集《The Trimmed Lamp and Other Stories》中，講述的是希望帶給人力量與犧牲的故事。
2. 十九世紀法國浪漫主義運動著名畫家，著作有：基督渡海、自由領導人民。

裂縫微光（精神科）

第一次來到精神病房會有一種這是一個開放空間的錯覺，病房不是像古典小說中是一扇一扇鐵門上鎖，背後關著一個一個披頭散髮，野獸般逡巡的病人，相反的，病人經常在走廊上漫步，或是群聚在寬敞的交誼大廳，坐在類似麥當勞裡提供的桌椅上大啖零食泡麵，喧囂擾攘的打著麻將。一切彷彿是安養院才會出現的畫面。只有在醫護人員從兩扇需要感應的門逼卡進來，或是發作的病人衝向走廊盡頭通往陽台的門死命想打開卻發現自己的力量再大也不可能扳開上鎖的門時，才會發現人身自由在這裡是一個悖論，一個極其美麗的謬誤。

這是一座密不透風的監獄，唯一對外的連結是在逃生門旁邊的綠色電話筒。

週一早上第一次跟著老師去查房時，步行在走廊上，目睹一個中年婦女緊抓著電話筒對著電話線另一端的人聲嘶力竭的大吼：「你要我在這裡住三天是要我去死嗎？」她凸紅的眼流露了困獸猶鬥的目光。

我怯怯緊跟在老師身後，將那個女人甩在人群之中，雖然還是不忍頻頻回望，她凌亂的馬尾毫無生氣的垂在肩上，一張蠟黃的臉，那雙過度激動的雙眼兩旁切出的魚尾紋，為她的人生下了最好的註解。

我們從一間又一間的病房之間游牧，蜻蜓點水的問候每一位病人，當我們巡到六樓的病房，我看見她，她身穿粉紅色連帽短袖T恤，一條刷破短褲，小麥色的肌膚是陽光親吻的印記，染成褐色的短髮柔順的披在肩上，她站在精神科病房長廊盡頭的落地窗前，對我微笑，臉上的笑靨在黃昏的微光中極度燦爛，燦爛到令人不可信，彷彿在掩蓋著甚麼。我注意到她左手前臂布滿一道道刀割的痕跡，我想起小學時一位長年被霸凌的女同學總是喜歡趴在老舊桌子上拿著美工刀劃著凹凸不平的桌面。

她是一個中度鬱症的病人，今年十六歲，十三歲因為被同學集體反彈而發病，這次是因為企圖從學校的五樓跳下被輔導老師拉住，被送來急診，隨後轉到精神科急性病房。

讀著她的病歷時，我有一種被閃電擊中的命定感。我選擇她為我的primary care。

「妳願意陪我走一段嗎？」當天下午，我詢問她願不願意與我散散步，她點了點頭。後來我才想起自己是引用了蘇偉貞[1]的〈陪他一段〉[2]故事裡的女主有著一雙靈透的眸，她談了人生唯一一場戀愛，最後自殺。

我沒有想到往後會一直反反覆覆地爬梳，想要抓取關於她的一切，卻如寐醒之人只能記取夢的輪廓，我只能想起她的眸，她的笑靨，她抱著我時的依存，她身上散發著少女獨有的氣味，那是我認為最貼近天使的味道。我知道她出院後會再度進去，而我甚麼都做不了。

我唯一能做的是回憶，回憶這個童話故事，現代版的長髮公主，只是主角不是英勇的王子，而是一個無能的獄卒，而女主角沒有長及一零一大樓的金髮，而是及肩的短髮，而且獄卒也沒能救出公主，只能靜靜的陪伴公主，之後悄悄的離去。

我每天待在病房兩三小時，不是與她在一起散步就是交誼廳的一塊和式墊子上席地而坐，我的肩膀常常承擔著她頭的重量，身子被她的雙手環繞，她是病房裡的寵兒，許多其他病房的阿姨姐姐會送她餅乾糖果，她平常不吃零食，只有在與我談話時才會從她的百寶箱裡掏出來。她總是會告訴我她多麼想念教會裡淘氣可愛的妹妹們以及成熟沉穩的哥哥姊姊們，他們會在週三與週六聚會，會一起吟唱聖歌，解讀聖經。她也會跟我講解聖經裡她喜歡的章節，確切的文字我無法複述，只記得是人應該活在愛裡，因為神就在裡面。

妳覺得神造妳是為了甚麼？我問她，一邊輕摸聖經的黑色書背。

我曾經被教會的教友禱告過，那時候三個人同時為我禱告，一個人看見一片花海，一個人聽見上帝說我是祂捧在手掌心的珍貴女兒，一個人說我之後將能幫助很多人。但我會想，我說的一口好話，卻不能做到，我是否只是一個騙子？一個假面天使？我欺騙了上帝，也欺騙了自己，我不值得成為上帝的女兒。

她在說這句話時摳著她手腕上尚未癒合的傷口，我問她：「妳為何要摳妳的傷口？」

她說：「我想讓它流血，我不想讓它好。」

我說：「它有一天還是會好，就像妳的其他傷口一樣，最後會化成淡淡的疤，成為妳生命的印記。」

她安靜的聽我說，過了一會兒說道：「我不知道為何我願意穿短袖，讓別人看到我手臂上一條條刀疤，卻不願意敞開我的心？」

我說：「心是很私密的，是聖物，若要交出也要交給值得的人。」

她回眸注視著我：「妳會是那個值得的人嗎？」

我不知道，我答道。我不知道我有甚麼可以與妳交換，我也不是一個完整的人，我們都不是。

小時候那個蹲在操場角落拿著殘枝在草地上劃出自己活動界線的女孩，想要加入遊戲卻一再被拒絕，長大後想要在班上好好交朋友卻一再被惡意中傷，只能獨自抱著自己。她不知道這是否就是自己的原罪。

為何人是自由的，卻不被允許可以自殘？而且為何要一直問我為甚麼要自殘？我都很想回答說：等你有一天也想要自殘的時候，再來告訴我答案。

她顫抖的吐露，撕下傷口的痂。膿液滲出。

我靜靜的望著她，緩緩的說：

人本來就不是自由的，而對妳而言，自殘是一個行使自主權的行為，妳不再只是在生活的洪流中無助掙扎，而是主動出擊，透過自殘去消弭，那種過於巨大的痛苦，妳想讓生理的痛超越心理的苦，這樣才能繼續生存下去，我們都必須如此，也許不是仰賴自殘，但是我們都必須抓住甚麼，也許是一根浮木，來讓我們可以暫時歇息，所以很多人酒癮、物質濫用、網路成癮，為的是甚麼？不也只是慌亂尋找一個逃生門？只是自殘、自殺在社會上不被允許，畢竟社會還是有一個底線在，雖然我也與妳一樣懷疑這個底線的意義何在？這麼多人只是在裂縫中求生，只是剩一口氣的屍體。體制放棄，甚至驅逐他們，最後就只能來到這裡，也許他們出院後會再入院，也許他們出院後就自殺了，也許這樣更好，我不知道。也許人生到最後能做的就是說服自己，說服自己人生還是有值得活下去的價值，就像我現在說服妳的同時也在說服自己，因為這個命題太過沉重，也超乎我有限的想像。我希望能告訴妳人生是一床玫瑰鋪成的，所有苦難只是一關又一關神對於我們信仰的試煉，而妳應該相信如此，一如妳願意將妳自己交給上帝，我多希望我說得出這樣的話。

但我說不出口，我說服不了我自己。而我懷疑那些能說出口的人是篤敬的教徒還是高明的騙徒。

或許她要的不是一個出口，讓這一切都消音，而是一面牆，可以讓她自己的聲音迴盪。

她說妳知道任明信[3]的〈捉迷藏〉嗎？我很喜歡這段文字：

「捉迷藏
躲得越隱密的小孩
越是渴望被發現
天就要黑了
這次又沒人找到你
習慣就好」

我小時候很愛玩捉迷藏，而且最喜歡躲到衣櫥裡，在幽閉暗不透光的狹小空間裡，彷彿墮入一個失重的狀態，一切都不存在，唯一能證明自己還活著只有自己的呼吸。我會靜靜的等上好幾個小時，等候有人一把用力的拉開衣櫥的門，向我興奮的大喊：「找到妳了！」

耐心等待好幾個小時的結果是，外面呼喚著我的名字，聲音逐漸挨近，我停止呼吸，等待他們的腳步來到我的藏身之處，然而每次腳步聲總是變大後又變小，越來越小，直到我將耳朵靠在衣櫥的門上，都還是聽不到。

我已經習慣了，我不再躲藏，但我也不再等待，等待另一個人。我不再相信有人可以找到我。

妳為何這樣如一條小蛇一般，鑽進我防守嚴密的心窩？夏娃偷嘗的禁果或許不是性的歡愉，而是愛另一個人的渴望。但是人卻被逐出伊甸園，或許因為這是對上帝的背叛。

或許在愛的輪迴之中不斷受傷是上帝對我們永劫的懲罰。

談起她為何要一直微笑，她只是說：或許我只是很害怕，很害怕當別人看到真實的我時就不會喜歡我了。

問她是不是跟國中擔任風紀股長被同學集體反彈，她沒有回答，只是淡淡地說：那些同學都是班上成績好、人緣佳的學生。

治癒病人的同時，治癒者也渴望被治癒。

國中時擔任英文小老師，英文老師是一個病理性近視的病人，拿下眼鏡近乎全盲，因此他極度仰賴我幫他唸課文，而他為了炒熱班上氣氛，則以我作為他的玩笑素材。在上課念課文時老師一直模仿著我的英國音，同學則如鸚鵡學舌般肆無忌憚的誇大演藝。

台上的我瞬間被抽空，成了不在場的他者。

「杯子要破的時候

人是不會察覺的

懂得裂開的杯子往往用得更久」

妳看得到我笑容背後黏綴起來的裂縫嗎？

我問她：「當妳在我身邊時還會想要自殘或自殺嗎？」

她答：「還是會。」

我將身體轉向她，問：「所以對妳而言，快樂與自殘自殺的念頭沒有關聯？」

她平靜地搖搖頭，我進一步問道：「對妳而言，這是一種妳無法控制的慾望？本能？」

她睜著晶亮的雙眼注視著我，將我的心揪起來，再狠狠的擰一下。

她說著割腕是用身體在創作，當血從手腕流到地上時正如一幅畫一般，是美的。她的神情是虔誠的，彷彿在晚禱。

我說：「妳多像我一篇小說的女主角啊！我還真的沒想到真的會有人如我想像裡的人物！」

她說：「看來妳的想像蠻寫實的。」

我說：「其實這也不是想像，我曾經認真想過。但我最後還是沒有劃下第一刀。或許劃下了，我就不會在這裡。」

但是我不知道，我對她而言，是一項恩典？還是一個劫數？

或許我也在等待一個人走向我，他不試圖扳正我，而是與我一起斜斜的坐著。

妳愛我的攲斜嗎？如果這樣的我妳都能接受了，我難道不能繼續忍受這個世界的粗礪嗎？

靈魂的碰撞如隕石落入大氣層，在摩擦中迸放出絢爛的火花，然而火花是虛幻的，是不可信的，如果信了，試圖去抓握，只會燒灼一手。

一位與她很要好的女孩被診斷患有雙極性情緒障礙症，那個女孩白淨如一朵百合，有著柔柔的聲音，人見人愛。女孩說想出院，與前男友復合。出院前一週的一日下午，女孩佇立在電話筒前面打了數通電話，我與她牽手散步經過女孩，看著女孩嘴角從上揚慢慢往下垂，我問她：「妳朋友在打給誰啊？」她說：「她之前跟我說她今天要打給前男友。」

若愛就能克服疾病，醫學大概可以退位了，只是疾病永遠比想像中頑強，甚至比愛還強大。

星期日，她因為一位與她很要好的PGY[4]學姊要離開，心情指數立刻跌到零分以下，隔天去看她時她自述那夜一直搥牆壁，如一匹被禁錮的孤狼不斷的用身體撞擊籠子。我們佇立在走廊盡頭，那時下午五點，陽台上西沉的落日離我們好近好近，彷彿伸手可得，如自由，以及其他人生的美好。

我從來沒有與另一個人一起看夕陽。而此刻，她雙手環住我的腰際，頭枕在我肩上，嚶嚶啜泣。在精神科病房走廊盡頭，夕陽如一顆澄澄的蛋黃，緩緩的溶進天邊。我注視著它的沉寂，撫摸著她的髮絲，她的頭微微的移動，那雙眼眸隱匿在染過的褐色短髮後，如躲藏的小鹿，害怕現身卻又偷偷的觀看著我。

我想注視妳，卻又不敢直視

為甚麼呢？

不知道，就是害怕。

或許靈魂是不容直視，也畏懼直視。

那一晚，一個每夜都會用頭撞護理站玻璃的阿姨再度在護理站前面厲聲咒罵，幾位病友對著她叫罵，那個阿姨如被驅趕的獸衝回病房重重甩門，然而這卻擋不掉那些病友在她門外的回嗆，接著病友走到護理站前大聲抱怨：「你們只敢欺善怕惡，不敢拿她怎麼樣……」這一個過程中，她一直瑟縮在我身旁，用力的將手摀住雙耳，低聲說：我心好煩……

我要伸手抓住甚麼，打開拳頭卻發現甚麼也沒有。她說

我望著她，說道：或許從頭到尾，人生就是甚麼都沒有，或許我們本來就不應該期望會得到甚麼，我們只是做了一個很美很美的夢。或許有了這麼美的夢，這一生也就足矣。

她牽起我的雙手，輕聲地說：眼睛閉上。我閉上雙眼，她開始禱告。我也在內心默默祈禱，祈禱能夠再度躲起來，而會有一個人走到衣櫥前，拉開門讓外面的光完全的住進來。那個人就是光。

我的情感總是來得遲，回家整理她的資料打成報告時，才發現自己的心已經被困在一個密閉空間，那個空間是極其私密，不容訴說，如果透光，就會甚麼都化為虛無。

「身體會留住他人的輪廓

記憶只會是自己

想要的樣子」

我是否已經把自己最好的部分都給了她，再也無法把自己的愛給其他病人了？

「關了燈後

傢俱接連死去

螢幕的光映在他臉上，閃爍

空氣像深海

房間裡有人的心在跳
一些聲音不再被忽略」

或許不會有人找到我們，但也沒關係，我們依舊做著很美很美的夢，夢到有人拉開衣櫃的門……

1. 台灣著名小說家，著有小說十餘本，較為人知的有《陪他一段》、《紅顏已老》、《流離》、《熱的絕滅》、《沉默之島》與散文《時光隊伍》，以及學術論文《孤島張愛玲》等。
2. 為蘇偉貞寫作以來的第一部短篇小說，描繪一位為了愛情而最後自盡的靈透女性之故事，通篇輕巧中隱含著哀艷。
3. 高雄詩人，喜歡夢，冬天，寫詩，節制地耽溺。著有詩集《你沒有更好的命運》、《光天化日》，散文集《別人》。
4. PGY：Post-graduate year，不分科住院醫師，一種醫院奇妙的存在。

翻譯（神經內科）

我沒有去過枋寮，也不知道蓮霧從何而來，甚至不知道深秋不是蓮霧季節，然而在我眼前，這位躺在病床上，黝黑鬆弛的手臂上斑駁著一塊塊瘀青，灰黃危脆的腳趾看似快要脫落的阿嬤，她的雙腳記得屏東土壤的溫存，她的雙手還帶有蓮霧甜美汁液的氣息。我不知道土地給了她多大的力量，讓她可以挺著這樣藏有許多未爆彈的小小身軀，日復一日在深愛的家園裡慢慢耐心照料等待蓮霧的豐收。

第一次獨自推開單人病房房門前，我深吸一口氣，敲門後停了五秒才扭開門把，回想以前在精神科病房反而很自在，因為病人們都會自動湧上來，與我天南地北的聊，那時候感覺自己在病人心中站在一個無可撼動的地位，他們需要我，依賴我，我也沉浸在這種被膨脹的成就感（還是虛榮心？）感覺輕飄飄的，然而來到神內後這種感覺不吹自破，這裡的病人不似精神科的病人大多是一個人孤零零，他們的病床旁邊都會躺著或坐著至少一個家屬，床頭櫃也都堆滿食物與餐盒，雖然他們臥病在床，身邊都會有家人與他們拌嘴，或是在他們吊著點滴出去走廊上踩著嬰兒般的步伐時左右隨護。每天去訪視病人詢問病人與家屬當日身體狀況時都會一直察言觀色，常常捕風捉影，因為病人的幾聲咳嗽或家屬眉頭的一條皺紋而戰戰兢兢，深怕打擾了他們，占用他們噓寒問暖的時間。在內科病房待一段時間後有時候會只聚焦於他們的生理疾病，忽略了這些生理疾病也可能會使他們的精神心情更加脆弱。

當我用外國人式的台語跟阿嬤打招呼，並且笨拙的掏出口袋裡的聽診器，她的女兒露出理解的微笑，她很流利的幫我將中文翻譯成台語傳達給阿嬤，阿嬤因為左耳聽不到，無法攫住那條聲音交織的繩索，我們來來回回拋了好幾次繩索才讓阿嬤抓到，她很努力想要抓著那個繩索爬上來，然而可能是因為疾病，可能是因為累了，她爬到中段就停滯了，她盡力了。我與女兒相視，女兒跟我說：她不是每一項都做得出來。我笑了，我說沒關係，就如我不會說台語一樣，但是我盡力了。阿嬤眼皮半掩，意識卻仍清晰，她開始用台語向我訴說，我一個字都聽不懂，卻仍饒富興味的望著她，一隻手覆在她的手上，她反握我的手，她的溫熱拯救了我的冰冷。一個不會台語的女孩，一個只會台語的阿嬤，她用力的向我擲了一條繩索，我顫巍巍地接住了，雖然臂力不夠，卻仍掙扎著想要抓著繩索爬向她。她可以感受到我逐漸接近的氣息，她微笑的接住了我。後來女兒跟我說：阿嬤說要不是現在不是蓮霧季節，她會想要給妳她自己種的蓮霧。她還說妳的年紀正好可以當她的孫女。她說妳很好，對她很好。我的手依然握住她的手，我一直跟阿嬤說阿嬤好好休息，明天再來看妳，阿嬤的手沒有要放開的意圖。我繼續聽著阿嬤說著她想對我說的話，女兒繼續幫我翻譯，我安慰阿嬤，也安慰我自己，安慰自己這些安慰能撫平阿嬤生病中不安的心。或許她想要的也只是一個人接住她的繩索。

阿嬤還有很多話想說，她有太多話了，或許是蓮霧長成的故事，或許是土地變遷的歷史，然而這些故事恐怕需要等她體力恢復後才能告訴我。臨走前，阿嬤的女兒說：很高興妳來看她，妳能當醫生真的是不簡單。我淡淡的笑著回她：是不簡單，我真的非常非常幸運。

我們的雙手過於潔淨，沒有沾染過泥土的濕潤，握過她的手，我對另一個我沒有經驗過的世界有了想像，有了感念。

明日太陽又升起（復健科）

這雙腿，不是我自己的。你說，用力地想要用手將自己的雙腳抬起來。

手上的刺青在汗水的浸透之下彷彿有墨水的印子模糊了起來。應該是威風凜凜的藏龍與嬌鳳此時蘸著冷淚。

坐在你身旁的母親安靜的聽著，忍不住搖搖頭，慈眉善目邊緣漾起一抹憂慮，望向我的目光帶有一種甘苦人家慣性的逆來順受。

在你倒下之前，那一夜只是一個尋常的夜晚。

你工作回來，與母親圍著簡陋的餐桌吃著簡單的晚餐，之後走進廁所，將門鎖上，五分鐘後，一陣前所未有的撕裂痛自你左胸前劃開，彷彿是死神的利刃。

你跪下，跪拜在祂之前。下肢動彈不得。

祂的長袍邊緣掃過你的視線，你抵擋不了祂。

你背抵著鎖著的門，困獸猶鬥般舉手摸向門把，轉開，門因你的重力而敞開，你倒臥在地上，行將閉眼前大喊母親。

那一晚，你不知自己身處何地，也許在冥府的大門之前。

睜開雙眼之後，你躺在心外病房，被告知自己有急性 Type A[1] 主動脈瓣剝離，急需開刀，簽下手術同意書後，你被推進手術室，那十幾個小時的搶救，將你帶來我面前。

醫師說我這個主動脈剝離（不是玻璃的玻璃呦！）死亡率很高的，我能活下來是幸運，我是真的蠻感恩。

每天在樓下復健我想的是不要讓媽媽照顧，我們家沒有錢請看護，我又是家裡的經濟支柱，我必須加油，甘巴爹斯捏！

看著你這麼堅強，卻是在背水面崖的絕境之前，我欲說出一些安慰的話，卻發現自己對於你的困境也是沒有想到解決之道。

最後你申請了殘障手冊與重大傷病。

這雙腳，都沒有肉，沒有力氣，在我最後一次幫你測下肢的 muscle power[2] 時你些許沮喪地拍打著那消瘦的小腿肚。

我的腳真的不是我的。你說。

這副軀殼，已經不再是你的。

也許我們的肉體從來都不是我們的，只是一個借我們的靈魂能歇息的暫時居所，讓我們能在這物質組成的虛無中找到一些實在的意義。

你的腳不是你的，但你的心，你的意志，這些都是你的。

明天，一個尋常的一天。

而你將在歷劫之後的努力重新拼湊起破碎的生活。

1. Type A 主動脈剝離：主動脈剝離依發生的部位分 type A（侵犯升主動脈）及 type B（侵犯下降主動脈），一般來說 type A 比較危險，需要緊急開刀。

2. Muscle power：肌肉力量。

輯二：嗎啡發明後所有痛都是假的

無痛

阿姨，等一下放鼻胃管的時候一定會很不舒服，忍耐一下，我到時候會叫妳吞，妳就吞，妳越配合，過程的不舒服就會減輕。

攤在病床上的她在前幾次的劇烈嘔吐出 coffee ground[1] 後已經氣力盡失，虛弱的點點頭，妳不確定她是否有聽懂。

也許她點頭只是希冀這一切趕快過去，如一個被逼供一天一夜的戰囚，會做出任何事只為停止刑求。

雖然妳知道，妳現在所做的只是緩兵之計，在她被推去做胃鏡之前的暫時 symptomatic relieve[2]。

妳從換藥車上拿出尺寸十四號鼻胃管，一個尿袋，一包潤滑液，一隻

50 c.c 大針筒。妳戴上檢查手套，緩緩拆開保護著鼻胃管的塑膠包裝，撕開潤滑液擠在手背上，右手拿著鼻胃管的前端沾著潤滑液，妳確保潤滑液均霑鼻胃管的前十幾公分。

妳祈禱著潤滑液的量是足夠的，能使她撐過稍後的一切。

阿姨，要開始了，深呼吸。

還好她的雙眼是緊閉的，而她女兒則一心專注在她血色抽乾的蒼白雙頰上以及急促的胸廓起伏，沒有注意到妳在放入鼻胃管前的右手正顫抖著。

妳還沒有學會藏住妳的秘密——這是妳第二天上班。

妳人生中第三次放鼻胃管。

第一次沒有 supervisor[3] 在身旁。

在那根鼻胃管進入她鼻腔後不久，她的吞嚥反射被刺激，以生物本能盡可能的要把那侵入者嘔出。

阿姨，吞，吞，吞……

妳從她眼中看出她很想順從妳的指令，真的很想。但生物的本能太強大了（也許就是因為這些本能才能讓我們活到現在）。

阿姨，吞，吞，吞……

妳重複著，聲音隨著她眸中的痛苦擴大而 decrescendo[4]。

妳很想停止這一切，拔掉那侵入物。

然而在毫無遮蔽的急診走廊中眾目睽睽之下，妳的遲疑與軟弱是不被允許。

妳在演這一齣戲，而妳身上的白袍是妳的戲服，標誌著妳的身分也將責任押在妳身上。

妳用 50 c.c. 空針反抽時，coffee ground 如湧泉淹進空針。

一陣反胃，妳只能抵抗那股從病人身上散播給妳的噁心感，故作鎮定接上尿袋進行 Decompression[5]。

這樣就可以了，妳忍住逐漸蔓延的噁心感對家屬說。她一邊感謝妳一邊瞪大雙眼看著尿袋中的紅褐色液體，似乎無法相信這是從她母親胃裡流出的。

人總以為威脅是外來的。

妳收拾著，收拾廢棄物也收拾自己。

那股反胃感陰魂不散，只是它悄悄地從嘴裡滑進咽部，再慢慢退回胃裡，還未消化殆盡的午餐和著胃酸翻攪著，妳彎腰捂著左上腹，那個器官總是在這種時候讓妳著著實實感受到它的存在。一如那些來到妳面前的患者，他們的器官在生病時發聾振聵。但也許為時已晚。

病魔此時早已不只是一個抽象的夢魘，而是直勾勾虎視眈眈的具體事實。

上帝的計時器開始倒數。絲毫沒有討價還價的轉圜餘地。

PGY醫師，有病人需要做心電圖。長相稚嫩的志工學弟拿著印有病人姓名與病歷號的便條紙遞給妳，他看不到妳口罩掩蓋下努力止住嘔吐衝動的唇。

還好他看不到。妳也不希望他看到。

每個在這裡工作的人都是一個精細運轉的巨塔中一只微小卻嵌合緊密的螺絲，一個人倒下，擔子會是另一個人扛下。

妳接下那張便條紙，勉為其難擠出一個微笑（妳相信上揚的嘴角可以帶動眼角傳播笑意）。

妳繼續回去候診區聲嘶力竭呼喚病人。有時只是一片寂靜回應妳。妳還是得繼續，直到找到那個病人或確認病人下落（可能是去廁所或是被帶去照X光或電腦斷層）。

那一天，妳幫三個病人放鼻胃管，有一個病人因為鼻甲較為厚實，嘗試四次都失敗，在妳向病人家屬說必須請資深的專科護理師來幫忙時，反胃感再度找上妳，而它一直緊緊攫住妳不放，如獵犬咬住好不容易到手的獵物，持續到妳放完第三個病人，那是一個眉目深鎖的阿嬤，她眼中的憤怒因鼻胃管而燃起。

她拚命用台語命令妳拔掉，就算在她眼前是大量鮮血從胃中流入管子。

妳一邊抑制抹去額邊的冷汗之欲，一邊以破台語解釋鼻胃管的必要之惡。

此時的妳，與數小時前還因病人痛苦欲拔掉管子的那個心軟的女孩已經不是同一個人了。

身上的白袍壓著妳，逼迫妳以全新的姿態與語氣面對病人。

妳要挺起慣性駝著的背，不能退縮，不能低頭。不然當他們發現妳的一絲游移會如嗅到血味的鯊魚。

在妳將尿袋接上鼻胃管進行減壓後不久，阿嬤就被推去急重症區。

而妳退回休息的小房間時，壓在妳身上的反胃感現出原形，如一隻巨大的獸因為不滿牠的主人長時間忽略牠而任性亂咬。

妳坐在椅子上溫柔的安撫牠，順著牠雜亂叢生的灰毛摸娑，讓牠漸漸安靜下來，越變越小，最後縮成一隻溫馴的貓咪。

也許牠只是要妳一點點的關愛。然而妳往往對牠何其吝嗇，對他者則是傾心相待。

回到家後，妳俯在流理台上。在一罐罐護膚保養品與化妝品之間，一包藥袋是何其突兀的存在。

那一袋PPI[6]與Mopride[7]，是妳上個月做完胃鏡檢查後老師開給妳的。

而逼使妳來做胃鏡的是大三以來幾乎每天早上如潮的噁心與胃痙攣。

妳的胃不是妳的胃，而是一個外來移植物。它有它自己的意志，而它決定要反抗妳。

又也許它不是要反抗妳，而是要反抗潛伏妳體內對它不友善的甚麼。

也許妳的五臟六腑都感受到那個不友善的甚麼，但只有妳的胃最勇於對抗，或最不耐操，成為第一叛軍。

只可惜那時才二十歲的妳是無法理解它的叛變，無法對它的勇氣發一個獎牌，只能每天起來時一邊梳洗一邊祈禱它不要再作怪。

那時候的妳，是無知的孩子，妳只知道默默的忍耐，承受這樣的不舒服，佯裝沒事去上課，去那容納一百五十位同學吐出的二氧化碳之混濁教室。

在那裡，妳無法專心上課，只是望著窗外的鴿子羨慕著牠們能呼吸著比這裡更純淨的空氣（雖然高雄市三民區的空氣依然比不上美術館或凹子底那裏新建好的社區，空氣品質背後也有階級的隱喻）。

胃的痙攣時好時壞，在同學多的場所會惡化，在沒有認識的人時又減緩了。

而妳狀態最好的時候是在圖書館裡掉入一本書的世界時。

那時妳全然一人，或換個角度想，妳是與書中人物並存，既參與著他們的人生又免除被人指指點點的風險。

妳享有著與人的連結以及來去的自由。一簾美夢。

可惜總是有現實的狂風吹皺春池，夢醒之際妳才知道自己哪裡都去不了。

妳在此處也不在此處。妳是一頭分裂的半人半獸。

妳身邊不是沒有好朋友，她們都是溫柔解語花，他人生命中的及時雨，有很多人渴望她們降下的甘霖。

但妳不是，妳是一株昔日狂放如今寂寥的沙漠玫瑰，也許妳已瀕臨凋零，只是還在撐著，不願淪落為人茶餘飯後嗑瓜子。

妳貪圖與她們的相處，卻知道她們不是只有妳這個朋友，她們有其他群朋友，而有些她們的朋友，不是那麼喜歡妳。

他們都不了解妳，一如妳不了解他們。

在現實生活裡的異鄉人，總是慣性躲進虛構世界裡尋求溫存。

而一部部非主流電影是速食麵，短暫餵食飢餓貧瘠的妳。

無眠之夜中，妳總是想起《藍色月光下的男孩》[8]裡男主角夜晚在無人的海灘上被月光曬成湛藍，成為大海的一部份，沒有隔閡，沒有流放，只有母親般全然的接納。

妳想這樣，夜飆西子灣，脫光外衣只穿兩截式泳裝，在潔白的月光中彷彿是夜海的延伸。

那該有多美。妳蒼白的肉體如畫布，承載大海的藍。

生命不可承受之輕，說得真好，重反而容易承受，因為讓人以為自己的存在是有分量，有意義。

可惜妳的軀體依舊是蒼白的，是空白的畫布。

沒有夜飆西子灣，沒有赤裸的映上海的印記。

也許是因為妳沒有機車。也許是因為妳不敢獨自一人深夜到西子灣。

妳只能在家裡播著電影，有時短暫融於其中，但終究是記著，妳是一個空白的畫布。

妳喜歡看非主流電影，特別是法國電影。那種無常才正常的調性，去掉大悲大喜大澈大悟，一切如秋日落紅本該凋零那樣毫無艷色。

妳想起喜歡的電影《花容月貌》[9]裡十七歲的女孩在被發現從事特種行業後被母親對峙的淡然以及後來在精神科醫師面前為了死去的情人忍不住流淚的壓抑哀傷，妳也想活成那樣。什麼都能經受。

妳也想要不怕痛。

為甚麼妳不能如此？

小學三年級，班上愛欺負人的小流氓不巧坐妳旁邊，妳當時還沒有現在的姿色與媚態去讓他喜歡妳進而少去對妳的口出穢言，妳對那時的回憶如今只剩他不斷在妳耳邊威脅要打妳，雖然後來他將快萌芽的男性荷爾蒙引起的躁動轉嫁給妳身旁另一個女孩，她家境清貧又單親。

妳當時有言語威脅那小流氓要跟老師告狀，然而妳沒有代替那女孩挨拳。

妳其實也很怕痛。

妳看著那女孩一年四季都穿著長袖，也許是為掩蓋她肩臂上的瘀青。

妳忘了自己有沒有告狀班導師。有太多事情妳選擇性遺忘。

人是不是都是很怕痛的？

現在妳想起來，班導師也許本來就知道這件事。

其實很多事老師們一直都了然於心。

那女孩妳已經有十年沒有見到她。妳不知道她去了哪，正如她不知道妳在這裡了。在一個也許妳的很多國小同學都羨慕的地方。

也許妳若沒有來到這裡，妳也會羨慕在這裡的自己。

一路走來成績不錯，沒遇到甚麼學習問題，進了白色巨塔之後似乎長袖善舞，妳知道很多人喜歡看妳的笑容，愛笑的女孩怎麼會吃虧呢？

妳的眼神看似熱切，實則清冷。柔情中帶有嘲諷。嘲諷世人，也嘲諷妳自己。

妳柔情似水的笑著，胃卻還是誠實的痛起來。

嘴巴上說不要，身體卻誠實了起來（把不劃掉應該更貼近妳的現實，只是這句話通常不是從妳所屬的性別口中吐出）。

身體那麼誠實是一種罪愆，在這不容任何人倒下或暫停的環境中。

妳們系幾乎每一屆都有被湮埋起來的「鄉野傳說」，一條條殞落的年輕有為生命。

也許只是個案吧。一屆一百五十位同學中也僅有一兩位適應不良的學生。

有時上課上到一半有輔導室的職員進來例行性宣導，發發問卷給妳們。同學不好意思請撥個二十分鐘給我們。他們低聲下氣的說，深怕打擾了妳們這群憂病憂民的醫學生。

妳看著手中那份問題直白到讓人難以誠實回答的問卷。

若能誠實回答問卷上的每一個問題，是不是表示其實內心的黑洞不夠大？

太大的黑洞，會將人的全部吞噬，只留下深深的恥。

以自身徒有其表實則坑坑洞洞的存在為恥，並且不齒再繼續活在這個瑕疵品般的軀殼裡。

妳填完全部的問題，完全誠實。

交卷後，妳的胃依然故我，持續痙攣著。

妳想要不怕痛，但妳的意志是戰勝不了痛。

妳決定要掛腸胃科，診間的老師非常親切，細細聽著妳描述著自己的症狀，能被另一個人傾聽真好，雖然妳知道這就是他的工作，他也是在進行cosplay。

學妹聽起來妳的症狀不像典型的GERD[10]，也許是食道本身比較敏感，一點點胃酸刺激就會有比較強烈的反應，不過我還是建議要安排胃鏡去排除。妳要做一般胃鏡還是無痛？

妳已經聽過一些打麻藥的可怕傳說，一個同學為了把兩顆橫生的智齒拔掉，住院做全身麻醉，那麻醉藥如《分歧者》裡第二部分的試煉，惡夢的釋放如一大群黑色烏鴉旋風似的降臨。

她醒來才驚覺自己在夢裡流著真實的淚。

妳害怕惡夢。

妳不知道睡著之後會有甚麼來找妳。而妳卻只能赤裸地躺在那裡，如一個獵物一般任人宰割。

妳受夠了這樣的自己。

但妳還是選擇無痛鏡檢。因為妳更怕痛。

而且妳的好奇心勝過恐懼，妳想看看潛藏在黑暗裡的那頭獸長甚麼樣子。

在妳獨自一人側身躺在冷氣很強的無痛鏡檢室等待著被麻醉時，整個密閉空間裡只有定時幫妳監測血壓的機器充氣聲，妳不敢瞄自己的血壓值，只透過機器擠壓妳上臂的力道妳就知道數值不會太漂亮（或是因為妳手臂太細也有可能高估）。

妳那麼年輕檢查結果應該不會太糟，旁人都這麼安慰妳。

他們對妳都比妳對自己有信心多了。

被想像出來的恐懼總是比現實兇殘，有時妳一人時快被潛藏暗處的恐懼噬去。

這一次，就是妳與它單挑對決的時刻。

護理師與麻醉科醫師同時進來，妳的視線追隨著麻醉科醫師手上那一管藥。

失去意識不是一陣驟然，而是如穿梭一個隧道那樣漸進，隧道越深，妳越不知道自己身在何處，直到完全進入沒有訊號的黑暗中。

進入黑暗前，妳最後一個念頭是：上帝造的靈魂會有極限嗎？

妳自許成為一個靈肉合一的人，不過似乎事與願違，妳活得靈肉分離，堅強的靈魂與脆弱的肉體互相拉扯。

也許靈肉分離才是人體設計的初衷，為了讓我們發現傲嬌靈魂的一些隱情，而這些隱情如在急診最懼遇到的內出血，單根肋骨 125 ml，橈骨或尺骨 250-500 ml，肱骨 500-750 ml，脛骨失血量 500-1000 ml，股骨失血量 1000-2000 ml，胸腔 2000 ml，骨盆則 1000 ml 以上……身體是比想像中還能儲血，一如靈魂的忍痛性，然而肉體最多也只能容忍 2000 ml 的失血。

也許靈魂也是，只是沒有人為靈魂估量過失血量的上限。

靈魂太抽象，不得凡人所參透，他們是這麼說的。那些虔誠的教徒。

而惡夢是屬於凡人的啟示錄，因為它不會掩蓋意識底下的破洞。

妳醒來，感覺睡了一個世紀。

沒有眼淚，沒有掙扎。

只有一片黑。

那是妳人生中最接近死亡的經驗。

妳期待有一個啟示錄，得到只是一片黑。

也好，也許妳已經用盡做惡夢的配額，現在開始，一切重新歸零。

1. Coffee ground：咖啡色嘔吐物，暗示著可能有上消化道出血。
2. Symptomatic relieve：讓症狀緩解的臨床處置，通常只是緩兵之計，治標不治本，但在臨床上還是很重要。
3. Supervisor：監督者，通常在醫學生階段會有一個資深的醫師幫忙看做侵入性臨床處置是否有問題。
4. Decrescendo：聲音漸弱。
5. Decompression：減壓，通常上消化道出血會先放鼻胃管引流減壓。
6. PPI：Proton pump inhibitor，新型胃藥，常用於胃潰瘍或胃食道逆流的病人。
7. Mopride：一種促進腸胃道蠕動的藥。
8. 一部 LGBT 電影，獲得奧斯卡最佳影片，講述了一位黑人男孩從小在種族與性向認同之中掙扎的故事。
9. 2013 年法國導演歐容執導的劇情電影，內容環繞著一位青春期少女因心理匱乏走上性交易這一條路，表面上寫青少女性交易，實則勾勒出早熟女孩因性的不平等一步步下墜後來所幸蛻變的故事。
10. GERD：胃食道逆流。

咬子彈的(女)人

詩是一種自殺式攻擊。
詩的誕生是經過一段長且痛苦的自我傾軋才能催產出來。
冬日蒙著面紗，躲藏在濛濛細雨中。
這座城市裡沒有你，彷彿是失愛的孤兒。
每顆音符都沉藏著一個胎死腹中的美夢。
每個今日是昨日的複製，
如擱淺的魚，

還在學習如何呼吸，
卻已經忘了曾經為人。

而她雖是鬼，卻夢想成為人。

最近整理記憶體將滿的手機時妳翻到很多以前寫的文字。很多都是在大三大四寫的。
妳怎麼樣都想不起這些文字是在甚麼情境下寫出。妳只記得那段日子是撕下一層層結痂後的皮。
妳如發狂的羊，體內有著莫名的躁，必須靠著寫才能止住。
妳的記性一向都不是很好。
而那些被妳遺忘的最後都鑽入妳的夢裡。

那些形狀清晰讓妳記憶猶新的夢反而都不是最可怕的，縱使妳醒來總是冷汗浹背，心跳狂亂，妳知道這只是暫時激增的腎上腺素在作怪，真正恐怖的不會讓妳心驚膽戰，如世紀最可怕的鬼片不會是鬼怪現行，一定是滲透入骨於無形，妳難以察覺卻在某一日攬鏡自照時觸著自己的面皮心想：這還是原來的我嗎？

或是在晚上八九點走在治安安全的住宅附近一耳聞身後有腳步聲立刻無聲加快腳步，走進寓居的學生大樓一看到異性要進電梯下意識趕快按close讓電梯門關上，避免幾乎任何單獨與陌生男性待在密閉空間的機會（包括電梯），進餐廳點菜不與男性工作人員四目交接，在捷運上只要有男性在方圓一公尺內的範圍肌肉僵硬，動作失去原本的流暢……

而每當妳在白色巨塔中為了進行身體檢查拉起簾幕將外界的眼光與男病人隔絕起來時，妳一直在壓抑內心本能的恐懼，畢竟隔絕了外界保護了病人，卻也是變相犧牲自己的安全（唯一讓妳感到安全的是面對男同志患者，因為他們是不受女體吸引）。

妳不記得自己上一次能在男性的存在下自在行動是何時，妳也不記得自己上次沒有做過自己被攻擊或被殺的惡夢是甚麼時候，當妳回家聽到母親跟妳提起她到現在還會夢到自己大學聯考考數學的可怕場景時，妳無法止住內心的妒羨之情。

最可怕的惡夢是考大學聯考的數學，媽媽，妳知道這也是一種幸福嗎？

妳沒有說出口，妳吞下了。妳吞下了很多事。

妳不知怎麼跟別人解釋自己的惡夢，妳沒有被拉進暗巷裡，最後衣不蔽體的被找到，妳的經歷與那樣的受害者相比何其微不足道。

（妳唯一一次稱得上性騷擾的經驗是一次夜跑完要去 7-11 買飲料被一位以前在學校健身房見過卻沒說過話的外籍生靠近，他一直緊跟著妳，還試圖用手撈妳長長的馬尾，妳想甩開他卻不敢，只是身體刻意遠離他，臉上還掛著尷尬卻不失禮貌的微笑，他一直跟著妳到妳要回住宿處，分開時丟下一句：「I heard things about you, and they are not good.」留下妳愣愣的目光）

然而妳繼續做著惡夢，醒來感覺自己又死過一次。

妳緩緩拿起遮瑕膏，蓋住逐日擴大的黑眼圈。妳不想被關心是否沒睡好。

這麼年輕就有睡眠障礙的人應該沒幾個，妳這樣想，雖然妳知道其實這是一個謊言，現今睡眠障礙發生的年齡逐年下降，但妳不願承認自己也成為基數之一。

妳很倔強，沒有進去過精神科門診或拿過安眠藥，一直硬撐過每個想睡的白天。

沒有看過比我們更畸零的物種。

生著腮，卻爬上路的，

行將溺斃於冷乾的空氣中，

仍大口大口的吞吐毒氣，
癱軟在瘠壤上，我們終於倘成一個「人」。

也許夢中那一位一直威脅著妳的無臉人不是任何一個妳認識的人，或是許許多多人的綜合。
妳仔細看可能還會找到自己與他者交疊的面孔。

我的身體是荒涼的，
荒涼得無法容納我孤寂的靈魂。
我的身體是荒涼的，
荒涼得連死神的唇都不願沾染。
我的身體是荒涼的，

荒涼得無法留下時間之露。

當slutshaming[1]這個概念第一次闖入妳的生命中如毫無預警的墜機時，妳沒有痛哭流涕的感動（畢竟妳當時是在上課時滑手機無意間瞄到這個詞，任何異常舉動都會揭發妳不認真的行為）妳也沒有靈光乍現的興奮，想著終於可以拿這個詞去反擊那一張張從大一以來就沒有停止對妳說長道短的嘴，妳只是靜靜的把整篇文章讀完，然後把手機蓋起來，假裝繼續認真聽課。

下課後妳獨自一人收著文具與慢慢堆起來的醫學共筆，等待著其他群聚的小團體先行離開，每次上課他們總坐在妳身後，讓妳芒刺在背，如坐針氈。

那一陣陣嬉鬧笑聲，不寒而慄。

也許那也僅僅是妳的主觀感受，畢竟大三以後的妳隨著吹進妳耳裡關於妳的謠言逐漸淹漲起來，連鏡中的自己都變形了。

人都仰賴間接證據在拼湊自身樣貌，透過他者的鏡像以逼近自己的核心，然而為眾多哈哈鏡所圍繞時，是否只是讓自己被那一道道虛像越推越遠？

心機女，穿著風騷，很愛利用男生，故意不與異性保持距離……

每一屆似乎都有一個「被選中」的女孩，身上貼滿這些標籤，而隨著網路世代的崛起（dcard、Instagram……）標籤上所寫越來越不堪入目，與下幾屆學妹相比，妳身上的標籤已經是極其仁慈，畢竟溫良恭儉讓在妳這一屆尚存一息，大家還留有口德。

妳不知道那些被選中的女孩是否與妳一樣會在深夜裡被惡夢驚醒？

若沒有，是否是因為需要仰賴著安眠藥抵擋著如潮的恐懼？

我們不敢直視彼此，只能看著對方的倒影發楞。

你讓我覺得我的生成是自然的，
你是一塊燙著疾苦的冰。
我在你眼中既是破碎也是完整的，
破碎後的完整，
也許碎片即我的原形。

大三時妳創立一個粉絲專頁，直覺式的將之命名為文之劫，所有不敢發在instagram、facebook個人首頁的文字都寄放於此，後來妳才明白，妳內心底是希望再也不需要有文字的解救，在文之劫數到來時，就是這世上苦難結束際。

但這是不可能，如同醫學不可能被廢棄，因為就算能遏制細胞走向凋亡，文明對肉體的傷害是永無止境。

文之劫，也是永無止境，如被流放的異鄉人無法回到祖國。

你伸出雙手，飽含柔情的說：

我想拯救妳。

我沉浸在那片溫柔的海洋中，

卻沒有發現底下，藏著甚麼。

不知不覺，我的腳被不知名的物體纏繞，慢慢地被扯進水裡，

直到水面埋過我的頭頂。

妳已遺忘文句中的那個你到底在指涉誰，那時大三大四的妳是有跟一個人交往，但妳一直否認自己筆下的那個你就是他。一個自己想像力催生出的

英雄，妳想，才配得上成為妳的靈感男神，一個面容聖潔如基督再世的男子，凡他行經之途都能使荒地開出蔓生艷花，抹去一個受難婦女頰上的眼淚。他是平凡男性一切所沒有的，溫柔善意滿目沒有侵略性。

這樣不可能的男子，降生於妳的文中，以妳想像出來的柔情撫慰著妳，給予妳冀求的理解與救贖。

聽起來合情合理。

你甚麼也給不了我，
真的一丁點也無法，
我是如此飽蘸哀傷的墨，
沒有誰能把我擰乾。
你甚麼也給不了我，

只有傷害與遺憾，
人與人之間的靈魂擦撞也只不過如此。
沒有火花，只有稍縱即逝的幻象，
一個火花的幻象。

直到妳與大三大四交往的那個人分手了快兩年，妳終於慢慢願意承認，也許當時妳許多文中的你，就是他的美化修圖版本，那個妳在更之前一段感情餘霾種下的果。

如此的結論是在妳在內心演練過千百種對他的言語回擊以冀有一種奪回自主權的虛假快感下不情願的生出。

你對我說過最美的情話，

小寶貝，妳知道嗎？

妳的價值只有我看到，

妳的不好，我通通能接受。

我是一個寬宏大量的人，

妳再也找不到第二個能這樣接受妳的人了，

那些人只是把妳看做一塊任人宰割的肉，

他們用他們的嘴作為刀將妳一片片削下，

只有在我懷裡，妳才能被拼湊完整。

那段關係結束後，在妳的白日夢裡，妳不斷的對著白牆揮拳，拋出無數如汽油彈似的辱罵，全部都是朝向那個妳已經逃離的人。

妳在心中已經在牆上打穿了一個個洞，妳蹲下來，雙手按住太陽穴，按住那躁動的動脈。指關節彷彿失去痛覺，只見慢慢滲血。

其實妳那一拳拳到位的捶在妳自己身上，那個人只是一個鬼魂，妳懲罰不了他，妳選擇轉向自己，那個當初讓這一切發生在妳身上的自己。

妳什麼事都順他，難道是妳真的有那麼喜歡他嗎？妳母親曾經這麼問妳，在妳半夜因為怕惡夢的來臨而潛進她的房間裡。

我不愛他，甚至不喜歡他。妳陰陰的吐出，妳連他的名字都不願提起。

但妳那時還是跟他在一起，而且還是妳最久的一段感情。

感情這兩字讓妳身體本能性的蜷縮起來，整個頭埋進棉被裡。

我不認為那是一段感情。妳被棉被悶住的聲音聽起來彷彿是從幽深的海底浮起，如溺死的水鬼。

那根本什麼都不是，他只是妳為了活下去而被迫攀著的危枒，殊不知他將妳越纏越深。

妳永遠都是有選擇的，母親這麼說。

這一句話讓妳從棉被中跳起來，那一瞬間妳怒視母親，但妳很快收回妳的怒氣。

我回我的房間好了，妳試圖壓下內心煮沸的憤怒，佯裝沉靜的慢慢走回去，關房門時小心翼翼，不漏出一點怒意。

妳躲進被窩裡，緊握的雙拳依然顫抖著。

妳分不清是因為憤怒還是焦慮著自己的憤怒被發現。

妳很努力想起沒有在憤怒與焦慮之間擺盪的自己是甚麼模樣，卻越想越陷進挫折的泥淖。

妳看妳就是一個八卦吸附體，而妳有沒有想過為甚麼？說這句話時，他翹著二郎腿，頭歪斜的睥睨著妳。

為甚麼問題一定是在我身上？妳欲捧著碎裂的自尊，想要打腫臉充胖子的裝腔作勢，原本在妳腦中聽來是兇悍的反駁一出聲卻瞬間弱化，變成是被拷問到一息尚存的政治犯求饒的囁嚅。

妳只會怪別人，卻從來不會檢討自己，都不會想想是不是妳的穿著或行為上有惹人非議的部分，我現在是在幫妳，妳不要防衛心態那麼重，曲解一切好意。

我是站在妳這一邊的，妳看我也跟妳一樣都會看女人迷的文章，我只是想幫妳融入妳們班，但妳要願意信任我，告訴我妳有甚麼問題還可以改進是一個好的開始。

他很善於運用聲調音量去確保妳的服從性，該溫柔時柔情似水，該威嚇時不吝於大聲，剛柔並濟，是一個絕佳的教育家。

天空裂了一個口。
一隻青鳥飛進它的瞠目結舌，
以一種義無反顧的決絕姿態。
一個女孩目睹了這一切。
她深深的蹲下，嚶嚶輕啜起來。
她不知是為甚麼而哭，
難道是在為體內那個蠢蠢欲動的慾望哭泣？
那股遠遠早於她出生前，
就存在著的古老慾望。
掩翳著她斑斑淚痕的是，

蜷伏於陰影下的羊齒植物，
幼嫩的牙縫殘著陽光的餘溫。

妳在大四時關閉了文之劫，是他希望妳關閉。

我喜歡妳的文字，我真的喜歡，我只是覺得妳在文之劫上寫的內容有點不妥，了解妳的人會知道妳不是這樣的人，但不了解妳的人會因此誤解妳。

妳何不寫寫溫馨的文呢？這樣爭議性比較小，妳不會再一直被批評，以後妳成為作家我也很想跟我的家人介紹妳，給他們看妳的作品。

我說這些是為了保護妳，讓妳免於受到一些妳自己也無法承受的批評。我做很多事都是為妳好啊！我希望妳能多看到我的用心而不是一直認為我別有居心。

妳看妳在我的指導之下都把在同學面前的形象洗白了。

沒有人會告訴妳這些，連妳認為是妳朋友的那些人都不會跟妳講這些。

只有我，我才是世界上真正關心妳的人。

我在妳畢業以前是不會離開南部，我要留在這裡好好守護妳，妳是需要我的。

他答應過很多事，答應妳要給妳自由，答應妳會好好珍惜妳，答應妳會盡全力對妳好，這些妳從未向他要求過。

妳以為自己不在意他的信口開河，他本來就不是甚麼可以信任的人，妳一次又一次的告訴自己，希冀可以藉此對他的洗腦免疫。

然而在他一次又一次的違誓之後，妳才發現自己內心竟然會失望，原來妳對這個人還是有期待的，妳還是下意識地相信了這個人，妳選擇拋開自己的直覺，對於這個人很多行為的疑慮。妳在他振振有詞的真心話之下不知不覺繳械，妳相信他所做如他所言都是要保護妳。懷疑不是美德，尤其是一個多疑的女性，妳有什麼權利怎麼可以輕易糟蹋他人的善意？

事實上，他慢慢將妳與其他可能幫妳的人之連結一個個斷開。

他把妳頭套上麻布 將妳帶到沒有人能深入的暗處。

在那裡，妳將磨刀的聲誤以為是解開地牢的鑰匙碰撞聲。

砰！一聲槍響，妳從枕頭底下掏出一把槍，射向他。

接著是一陣寂靜。窗外群鴉飛散。

這個畫面在妳腦中跑過無數次。

然而畫面中的他只是一面白牆上的虛像。

妳透過牆上的那個洞看出去，是另一個自己。

那個全身滿布謠言傳聞挫傷的自己。

妳以為妳很耐摔，直到水開始從妳臉上的裂縫滲漏。

臉是屬於文明的。

而妳，只想藏起臉。

有時，妳想逃，但卻逃不了的時候，

背對世界是唯一能做的。

唯一，是妳最常說的兩個字，妳從不想到是否有其他選項。

妳永遠都是有選擇的。

這句話聽起來很遙遠，彷彿都是屬於妳以外的他者，那些身上沒有一堆標籤的正常人。

妳羞於承認的事實是妳曾經真心想讓他對妳滿意，想使他吝於讚美的嘴對妳有所肯定，但妳做不到，妳是一個笨拙的學生，只學得皮毛，沒通精髓。

最後妳逃學了，妳不想再背叛自己了，於是妳選擇背叛他。

逃離他後，妳表面上一切如常，認真在醫院見習，認真做課後報告，二十三年的生命中妳習於隱藏內心的一切風暴，妳知道要盡量將停損點降到最低，靈魂已經被刨去一大塊了，妳不能繼續失去其他部分，例如妳的學業，妳搖搖欲墜的人際關係。

過去的妳就是憑著一股意志力撐過來，為甚麼這一次不會如以前一樣呢？

妳不是逃離他了嗎？一切問題應該會自動解決。妳應該要恢復，變回從前遇到他之前的自己。

事實上，妳頓失依附，如浮萍般無助的漂浮於大海中。

那個遇見他以前的女孩已經死了。

夜裡的驚魂，失眠，抱著棉被被鬼壓床似的任由淚水染過床單。是他殺了從前的女孩，妳肆意指控，卻無力抵抗，連報仇都無法。什麼都做不了。

醒來面對著雙眸腫得跟豬頭一樣的醜臉，妳只能拾起遮瑕繼續遮掩眼下的黑眼圈與眼袋。

完妝的自己恢復美麗姣好。

但她不是妳。

妳到底藏到哪裡去了？鏡中美麗的女孩問著。她清純可愛的眼眸閃現一絲恐懼。

妳就在那個剎那顯影。其他時間躲在暗處，驚弓之鳥似的旁觀著白色巨塔的眾生起落生衰，無法靠近任何有雙眸的人。

妳之所以能撐到現在就是因為妳有好好藏住真我，危脆的靈魂是不堪被看穿。

然而在夜色掩護下，當妳躺在床上，妳感受不到自己生命的重量，妳是輕飄飄的，鬼魂的存在。

而妳閉上雙眸，無盡的長路展開，路上亂石雜沓，妳赤足走過，裸露的雙足被石子的稜角劃破。痛讓妳窒礙難行。妳想大叫，卻有一雙手摀住嘴。那雙手屬於妳自己。

隔天當妳再度睜開雙眼，腳底依舊光滑，但那痛揮之不去，如潛伏著的恐懼。

日復一日，如薛西佛斯搬動巨石，妳漸漸習於行路難，而路上的石子似乎有慢慢變少，稜角也不如開始尖銳。

而妳在巨塔裡的步伐越來越沉，不再如隨時準備逃跑的野兔，笑容也不再如以往必須用力擠出。

雖然妳有時還是會在鏡前捕捉到眼裡的懼怕，但沒關係，妳無須掩掩藏藏。

妳也無須摀住自己的嘴，想大叫就撕心裂肺的叫出來。

也許誰也沒有殺死從前的女孩，她遲早都會死，迎來這個新的妳。

新的妳還在蛻皮，很痛，但妳會慢慢習慣痛的存在，直到它化入妳的一部分。

---

1. Slutshaming：蕩婦羞辱，即將女性的價值與貞操劃上等號，當女性的行為不符社會對一個貞潔女性的期待，就視其為「不潔」、「淫蕩」，進行言語或肢體攻擊，藉此貶低打壓。

白的救贖

白，纖塵不染的白，容不下一點污漬。

看著我，它命令妳，妳雖不忍直視，目光卻被迫釘在那道白上。它以身作則，嚴厲的提醒著妳身上有多少不潔。

若非天生無瑕，就要學會藏起來。它以低沉、一絲不苟的男聲在妳耳邊呼出，彷彿在傳遞一個攸關生死的密語給妳。

相信我，妳之後會知道我是對的。

它以堅定的句點結尾，沒有開放空間給一絲一毫的質疑。

我從來沒有懷疑過，妳氣若游絲的回應散入白以外的虛空。

但如果藏不了呢？這問題注定胎死腹中，如妳其他千千萬萬的問題。

白一向是對的，如果出了甚麼問題也是妳的問題，不是它的。

在白出現之前，妳的世界似乎是彩色的。紅色的海，藍色的山，紫色的天，在幼稚園畫畫老師都任由妳塗鴉，從來不會告訴妳花草樹木應該是甚麼顏色，他們將每個孩子的畫都裱框起來。每個人都是獨一無二，如花與草及樹木是無法類比。

在妳記憶中，那時唯一哭的時候是與其他孩子搶玩具搶輸時。沒有比那更複雜的原因。而那時哭也是驚天動地，卻如嬰孩呱呱墜地時哭啼一般自然，老師跑來安慰妳，拿衛生紙幫妳擦眼淚。

妳那時還不知道當眾哭是一件很羞羞臉的事。

妳第一次認識到哭在社會上是何其不得體是在小學一年級，平常不與同學玩團體遊戲的妳第一次加入那群以前都與妳毫無交集的同學玩紅綠燈。他們一個個以天真無邪的笑臉接納妳這平常喜歡自己一邊玩鉛筆橡皮擦一邊編故事的怪孩子。遊戲開始，妳發現鬼一來就朝著妳衝來，妳甩著亂綁的馬尾拚命跑啊跑，腳步與心跳一起怦怦怦，剛開始妳以為是因為妳落單，於是妳衝進一群同學裡想尋找掩護，但鬼依然緊追著妳不放，妳無法擺脫它，無論妳怎麼急轉彎，怎麼找柱子當掩護，它一直都緊追在後，像是永不止息的惡夢。經過五分鐘的抵抗妳終於支撐不了，妳停下，鬼順勢貼上了。它啪一手打在妳肩上。

換妳當鬼了。

汗水自額頭滑下，滲進淚液打轉的眼珠裡。一股衝動自妳喉頭升起，妳好想張嘴大哭。

但妳眼角餘光瞥見那群笑臉迎人的同學們。他們一動也不動，等著妳開始。妳打斷了他們的遊戲，耽誤了他們玩的時間。距離上課鐘聲只剩三分鐘。

妳垂下頭，繫著馬尾的髮帶此時脫落了。

我不玩了。妳說，頭也不回逃進教室裡。妳不敢回頭，妳知道沒有人會追上來問妳：妳為什麼不玩了？妳是不是很難過？

透過透明玻璃窗，妳望著他們繼續遊戲，彷彿剛剛只是一個小插曲。

妳不想專心上課，轉頭面對一道白牆。

白在那一刻闖入妳的人生，自此妳無法想像它退場。很少人能。

妳很多懺悔與告解都是對著白訴說。而它總是對妳曉以大義，通通亮亮，一點陰影都沒有

妳在那光亮之中屢屢險些溺斃，卻無人知曉。藏的重要深刻妳心。

這也是妳唯一的長才，無法與白融為一體，那至少將一切顏色藏起來，包括黑暗。

但妳已經乖乖的把所有顏色藏起來，妳還是無法融入，在班上依舊是一個突兀的存在，他們打打鬧鬧，聊卡通聊貼紙，妳沒有一句話能插進話題。

坐在角落靠牆座位的妳，只能從抽屜中偷偷抽出世界名著，把它當作下午茶科學麵飢餓的啃著。

妳總是很飢餓，渴望著靈魂激烈的碰撞，最好是前不見古人後不見來者那樣。

這樣的飢渴是不是不見容於妳這個世代？

放學時，妳總是等同學都散盡，才慢慢起身，妳想省去沒有結伴成群的困窘。

邋遢的拖著書包，妳迤邐著步伐，在充滿沙塵的走廊上幽幽的走著。

遠方融融降下的夕陽讓妳想起妳最喜歡的作品《黛絲姑娘》[1]裡的一段話：

此時的夕陽，在她眼中彷彿是一塊鮮紅的傷口懸掛空中。

妳來到操場的邊緣，席地而坐，靜靜的目送夕陽沒入遠方的天際。

故事裡，原本純真無邪的黛絲一步步下墜，在無人拯救之下最後犯了人間不容的罪，回歸天地成了她最好的解脫。

那一刻，妳把頭埋進雙腿之間，淚水浸濕皺掉的百褶裙。妳已經學會無聲地哭，就算四下無人。

妳明白在這裡，這個沒有人在乎黛絲是怎麼死的地方，沒有人會在乎妳。

妳好希望自己生在它方，或換一個長相，一個個性，一個頭腦。

十餘年後妳向母親提到當年的事，她甚為訝異。

我那時只覺得妳常常拖拖拉拉，明明其他同學都出來了怎麼妳還沒出來，而且每次洗妳的制服裙都有一塊髒髒的。

對啊妳那時還都罵我說不要隨意坐在地上。

我如果知道妳是這樣的心情就不會罵妳了。妳為什麼都沒有跟我們說呢？

那時的妳一句話都說不出來，妳內心沒有存在任何合適的字句向外拋出，妳只覺自己功課普普沒有朋友長得也不漂亮。一個沒有人注意的孩子。問題孩子都有老師的打罵作為關心的替代品。

妳則是一個隱形人，同學老師不討厭也不喜歡。

如果妳知足一點，或許不會那麼難受，但偏偏妳很貪心。妳想要被看見，甚至被愛。

「人不可以無恥；無恥之恥，無恥矣。」白一再對妳訓誡。

比妳不幸的人多的是，妳不應該再多要求甚麼。

而妳這些想法似乎很無恥，畢竟妳甚麼都不缺。

然而妳的靈魂依然餓著，她如嗷嗷待哺的嬰兒，在長期飢餓下發育不良，枯萎頹喪。

妳只能一再躲進文學之中，匿身於各種「背德」的故事裡：《黛絲姑娘》《刺鳥》[2]、《查泰萊夫人的情人》[3]、《挪威的森林》[4]……

在這漸漸沒有生存縫隙的世上，人只能藉著脫序來持序。但人們能擁抱已經脫序的她們嗎？還是只是鞭數十，驅之別院？

妳做不到如白那般無瑕無破綻。妳以前是隱形人，長大不再隱形了，但……事實證明妳寧可隱形。

在白袍、微笑與噓寒問暖下，妳以為自己可以撕下過去四年那些看不見妳的人貼在妳身上的標籤，盡拋進爐中焚燒，直到某一次遭一位有性騷擾前科的病人逼到牆角後被同學傳出去，而大家切為關注依舊是事發時妳的穿著，妳認清事實——妳的感受永遠都埋在他們嗑完的瓜子殼之下。

我們都是善於擦玻璃的工人，

每扇玻璃都透亮得一覽無遺，

沒有任何人隱藏著什麼。

妳在日記上寫道，寫字時妳不喜歡開燈，妳已經習慣無光，沁涼的暗夜如羊水包覆妳，只有在黑暗中，白才找不到妳，妳在它的教化之外。

曾經妳在孤立之時別無選擇的歸順於它，將它視為衣食父母，然而妳始終適應不良，在人與人之際的暗礁中不慎遇險。

它沒有救贖妳，而是眼睜睜的看著妳垂死掙扎著要上岸卻一再失敗。

在它眼裡，妳只是眾多失敗者之一，它已經盡力教導妳，妳卻不是一個乖順的弟子，在它規訓之餘妳還在偷看背德者的故事，幻想著還可以擁有白以外的人生。

也許我也只是一個小丑，妳躲在電影院裡如沉淪海底的鯨骸旁觀著《小丑》裡亞瑟瘦骨嶙峋的脊柱與無法控制的痙攣笑肌，沒有什麼是他能控制。連他骨子裡的善良也被高譚市裡的寒冬蠶食鯨吞。

現實攫住他枯瘦的手，一筆一畫刻進他的面皮裡，滲出的血乾在他嘴角，化成胭脂。

完妝的他，對著鏡子一笑。It's show time.

小丑的惡之舞，實則為世界之冷酷鏡像。

他笑到哭，妳哭到笑。觀眾則是看到打瞌睡。皆大歡喜。

電影結束時燈光大作，妳紅腫的雙眸被光明刺得睜不開眼，也好，什麼都看不到是一種幸福。

妳一直坐到其他觀眾都離席，才敢舒展麻痺的雙腿，慢慢嘗試站起來。

在過去的兩小時，妳看見妳的平行命運——一張沒有自己的鏡子。

也許這也是許多人的現實。

回到家後，亞瑟的影像黏在妳腦中揮之不去，妳像一隻躁動的獸走來走去。

十幾年來壓抑的一切化作一次的猛爆。妳決定將自己身上背負的罪都轉嫁給白，讓它滌淨妳這更生人。

看著我！妳對著白撕心裂肺的大吼。

看甚麼？有什麼好看的？它冷冷地回，不帶一絲感情。

這一切都是你的錯！你從來沒有好好看我，只是一直壓迫我，把我壓到變形了……妳的聲音漸弱，直到妳再也無法用憤怒掩護下去，直跪在白面前。

妳的頭低得不能再低，妳希冀一絲寬恕，一息憐憫。

白陷入緘默，它無意繼續與妳爭辯。

它決定放棄妳這個弟子。

妳在它離席時欲緊緊的抓住它的袍裾，那潔白絲滑的布料自妳蒼白的指間滑走，如蛇一般。

妳跪在地上，啪——啪——啪，有水滴下，妳眼前白的足跡逐漸模糊。

妳想要逃離白，卻在被它放棄之後，想要放棄自己了。

這世界是不是只剩下幾十億張鏡子，每個都映照出白教化後的樣貌？

若是這樣，妳又該何去何從？

現實的粗糙刮傷妳心靈的細皮嫩肉，結下的痂又厚又暗，底下包覆著逐漸淤積的怨氣，催化成有毒的憤怒。

對比母親顯而易見的憤怒，妳的憤怒則幽闇闃黑。妳是在極度憤怒中會切斷一切與引起妳憤怒之對象的情感連結，直接封閉起來，讓他們找不到妳。妳想讓他們一嚐妳這十幾年的感受。

某種層面，妳是暴君，而妳也引以為恥。妳痛恨自己對親密他人的慘忍之程度不亞於妳痛恨身上的標籤。

也許越是痛恨自己越是逃脫不了對他者的殘忍，正如以暴制暴帶來的永遠不會是愛。

然而妳不是生長在破碎家庭裡，妳沒有受虐過，父母很盡心照顧妳跟哥哥，他們也從未對妳施予高壓教育，也並未對妳抱有不切實際的期待，妳從醫不是迫於家人要求，有別於許多與妳一起進入巨塔的同儕，與他們相比，妳是自由國度出身的公主，一個象牙塔長大的布爾喬亞階級[5]。在他們眼裡，妳滿口英國腔，中文字正腔圓，一句台語都不會說，動輒卡夫卡、托爾斯泰、歌劇、法國非主流電影，一切似乎都與這個庶民風味濃厚又潮濕熱帶的南方相抵相觸。

妳看起來是那麼幸運又受寵，甚麼都不缺，只缺無病呻吟的理由。

不只他們這麼想，連妳也這麼想，妳一邊寫著每個精心設計的密碼期待有人能解一邊卻努力抑制刪去過去所著的衝動，在對文字堅信不疑與質詢文字意義之間激烈搖擺。

妳寫著妳又相信又懷疑的文字，盼著有人能肯定妳的相信，正如妳相信人還是善的，雖然人性有惡。

押著這樣的期盼活著注定是等著被失望不斷潑冷水。

唯一能解除失望就是找到自己不能不寫的初衷。

直到這幾年妳發現自己一直在對抗的是虛無，因為妳不斷感受到它近身的威脅，尤其是獨身時，它在妳頸間，於妳耳邊呼出冷冽的氣。它是一隻伊甸園逃出的蛇，而死亡是它教唆人背棄上帝的紅蘋果，鮮嫩欲滴。

而妳對抗它的方式有兩種——躲在白的庇護之下，以及書寫。

然而這兩種方法卻在妳過去的二十幾年人生裡勢不兩立，白要求妳順從，書寫卻需要妳叛逆。

妳已經瀕臨精神分裂，兩邊的拉扯耗竭妳身心。

妳必須選擇。或被選擇。

最後妳沒有想像中勇敢，妳是被書寫選擇，在白之前妳並非一個弒父的女兒，妳是被流放的逆女，逆也不是妳多麼逞兇鬥狠，而是在多次被棄後的被動攻擊。

其實妳身上文化的鑿跡都是妳對這世界的被動攻擊，想要刺他人之眼從不是妳本意，妳只是想被看見，如小丑，一個不合時宜卻又無法不直視的存在，如妳。

有時妳想妳的虛無與其他人有甚麼差異嗎？難道妳的虛無比較強而有力，巨大深邃？

若不是，為何每一個明天於妳又是一場近身肉搏？

若真是，那麼是什麼滋養了妳的虛無，讓它特別貪婪？

是妳個人體質？還是環境際遇？

之前有同學休學，曾有老師在點名時沒有注意到，還是對著大家唱出他的名字，當妳們告訴老師他休學時，老師想都沒想的脫口而出：

醫學系有那麼難念嗎？需要休學？

妳被打到似低下頭，即使老師指涉的對象不是妳。

妳反射性憶起妳在大六忍不住嘗試跟父親說：

「爸，我之前在班上被講得很難聽。」

會不會是妳自己的問題？我以前很少遇到這種事。父親本能的回應，妳的問題在他六十年的生命長河中是一個假設句。從沒出現過，所以沒有思考的必要。

小事，妳咬著下唇跟自己說，妳早就預期他會有如此回答。沒有期待，就不怕受傷害。

是不是妳這個孩子對妳父母而言如彗星撞地球，撼動了他們本來可以享有的平靜生活，因為妳總是跌跌撞撞，讓他們的煩惱憂慮更多？若是另一個適應世界良好的乖巧孩子，他們頭上的白髮也許能少一些？

妳也希望能削去自己的邊邊角角，以嵌合社會給予妳的模具。那麼多的希望，隨之而來的落空，最後都餵養了虛無，它聲勢愈發浩大，而妳形漸消瘦。

它教唆妳咬下的那顆紅蘋果是何等誘人。妳光看著蘋果滲出金黃汁液就全身震顫。炫目又駭人。極致熟成，幾近腐壞。

主動咬下與被動等待死神送上似乎天差地遠。

前者像英雄，後者只是凡人。

而妳終究只是一個凡人，妳無法在看穿生命本質後就毅然自盡，紅蘋果的蠱惑不如生命應許的無限希望與可能，如佳釀美酒。即使代價是日日夜夜與虛無抗戰。

但妳承認，在失去白的庇護後，抗戰更為艱難。

妳得獨自面對那頭逡巡的巨獸，它的尾巴不時掃過妳的肩頭，滿布的黏膩魚鱗冷如金屬。

它會滲透妳的夢境，讓妳不時驚醒，難以入眠。

妳想將它驅逐，卻越發虛弱。

妳開始渴望返家，儘管冒著不被認出的風險，妳懷疑自己還能承受多少次被拒。

一小時車程，將妳從溫暖的南方帶回涼意漸顯的中部，父母來接妳回家。妳如小女孩在他們的懷抱裡磨蹭。妳不禁疑惑，從前究竟是哪裡出問題？

回到家，一切如故，母親急忙端出削好的水果，妳一邊吃著鮮豔的葡萄一邊跟他們更新近況，見習跟哪個老師發生甚麼事，跟同學相處的一些齟齬……在妳沐浴於如此安全的泡泡裡，那頭巨獸似乎離妳很遙遠。

妳難得比較會跟我們交談，在妳講得口乾舌燥暫停喝水時母親這麼說，她的眼神混雜著妳讀不透的情緒。

真的嗎？那我以前是怎麼樣？

妳從上小學後開始變得很沉默，後來都在準備升學考試。我們家聚在一起聊天的時間很少。妳跟哥哥幾乎都是在補習唸書，我們大部分都是在載妳們上下學。說實在我們也不知道要跟你們說甚麼，妳小時候我們想的都是賺錢，想要給妳們最好的資源與環境。

其實我們也不知道這麼做到底對不對，很多時候我們不知道妳真正需要的是甚麼。

那一瞬間，妳胸口被梗住。

母親說的不是妳一直在等待的話。但當她一說出口，妳知道自己也不用等那句妳期待的話。妳不需要了。

氣。

一直以來不是沒有愛的存在，而是匱乏愛的直接證據，如妳呼吸的空氣。

沒有直接證據也沒關係，只要一直知道它不是妳憑空想像的產物就夠妳活下去。

那一晚，巨獸潮濕的氣吹在妳臉上，第一次妳伸手撫過它魚鱗身，它沒有咬妳，反而是安然依偎著妳。

它也沒那麼可怕嘛！妳心想，與它並肩沉沉睡去。

在夢醒之時，妳睜開雙眼看見白在妳面前，它睜著不改嚴肅的雙眸凝視著妳。

在白陪伴著妳長大的這十幾年來，妳終於拿回妳的勇氣對它溫柔的說：

「白，你盡力了，我也是，這也不是誰的錯。對我而言，你很好，但你不是唯一，你只是彩色之一。」

1. 十九世紀英國小說家哈代的著作，圍繞著黛絲這位善良正直的女孩不幸的一生，隱涉整個維多利亞社會對女性的壓迫。
2. 澳大利亞小說，曾被翻拍成影集，講述著女孩梅姬與神父拉爾夫一生的禁忌之戀，故事裡拉爾夫為了追求權力放棄了梅姬，到臨終前才後悔，梅姬也已經原諒他了。
3. D.H. 勞倫斯的最後著作，表面在寫情愛，實則隱含工業社會對人類心靈的禁錮與空洞化。
4. 村上春樹的知名小說，愛與死，皆為現代虛無社會最大的反動。
5. 中產階級，象徵著理智、保守、不知民間疾苦。

群鴉振翅時是無聲

湧動的海浪，睜著不只一雙迷濛的眼，仔細一看，那其實是天空，盛著數顆自轉的星子。

梵谷的畫一向如此，呈現的不是物理世界的寫真，而是內在世界的真實。妳一邊思忖著，一邊困於人群中，進退兩難。

星夜是最多人駐足的作品，也許是因為它的複製品甚為浮濫，保溫杯，資料夾，拼圖等等都有它的身影，彷彿有了它原本蒼白無味的商品都變得昂貴。

向日葵、鳶尾花的仰慕者也不遑多讓，許多智慧型手機同時舉起，將眼前的畫作捕捉，打撈起來放到 instagram、facebook 上，這些以後都是生痕化石，證明這些看畫者曾經的存在。

妳來到相對空間較不擁擠的麥田群鴉面前，梵谷最後一個作品。那如小提琴神經質的不安感在妳眼裡是真實人生的背景音樂。

群鴉飛向沒有盡頭的遠方，梵谷則向命運拋擲了纖細敏感的生命。

在這個沒有人愛他惜他的南法鄉下。

他們不愛我沒關係，我愛這裡，我愛這個世界，儘管是如此涼薄似水。

妳在他狂放不羈的筆觸中聽見了他的絮語。

他體內熊熊燃燒的激情對世人而言是一個直勾勾的威脅，亮晃晃的靈魂自由對比他們的禁錮，這危險的不明物需要被撲滅。

妳曾恨過那些人，那些人殺了文森，即使扳機不是他們扣下。

後來妳漸漸原諒他們，他們是無知的農民，而無知不是他們的錯。人的古老本能是遠離一切未知，保全己身。

其實妳原本不想來這個光影體驗展，正如妳之前去看《小丑》電影是猶豫數天後才下定決心前往電影院，與其他人一起坐在大螢幕前目睹一個人走向瘋癲的過程。妳始終擺脫不了目擊者兼共犯的罪惡感。

砰！麥田裡倒下一個只有右耳的紅髮男子，他身無分文，只有數十幅賣不出去的畫。妳不知道他躺在那裏多久才被找到。

如果日後他的畫作價格沒有飆升，他是否就湮沒在歷史上，而不曾存在過？

那些見證過他生命隕落的人繼續犁田、播種，一個畫家的來臨沒有帶給他們甚麼，他的逝去也沒有攜走他們甚麼。

一切輕盈如塵埃，一揮即逝。

妳深深的凝望著文森的自畫像，他在畫下這些時是為了自剖自剜，讓生著與他一樣神情的觀眾不再孤單，還是他想知道那些「外人」凝視真實的他是什麼眼神？

不要知道比較好，也許在過往純樸的農業時代，人們的眼光會稍微慈悲一點，連歧視都是脆弱呼之欲出那樣真摯，真摯的恐懼。

現今網路世代，那些情緒不再真摯，摻進惡的意味，欲傷人至極，只要非我族類。

那是另類無知，無知自己無知。

文森還是生在那個年代比較好，在現在，也許他就意外上了Youtube，影片點閱率激增，只是人們點進來為的不是他的畫。

也許在任何一個年代，他都注定要一個人在孤寂中磕磕絆絆，只有向日葵、鳶尾花、星空目擊他燦爛斑駁背後的黑。

「我想用藝術來感動人們。希望他們說內心被觸動了，心頭暖暖的。」

在妳離開前回眸望向文森對世界的宣言。

現今是不是已經不流行真情流露了，厭世毒雞湯才是灌頂醍醐？

再見文森，妳呢喃，妳輕輕的走，不留痕跡，彷彿不曾來過。

一回到住處，妳再度聽見不遠方淒厲的哀號，聲音分不清是男是女，不知是遭受家暴還是陷入幻覺，妳也不願多花時間釐清，本能地躲進棉被裡，用枕頭死命的悶住雙耳。如此稀薄的空氣可能讓人窒息，但妳的恐懼掩蓋了對氧氣的渴望。

妳開始祈禱，而妳與那受害者都懷抱相同心願，妳們都希望苦難能停止，一切能回歸正常。

上帝似乎有聽見妳的禱詞，妳很快就被周公接走了，一覺到天明。妳醒來時前一天的哭嚎恍若隔世。這朦朧的感覺無法消除妳的罪惡感，妳只希望上帝也有實現她的心願，讓她安然度過。即使妳知道自己這樣的心願是一廂情願，但妳只能繼續希望，才能支撐妳去醫院繼續面對其他病人。

妳進到白色巨塔，披上白袍，戴上微笑，在對的時機給予病人家屬適度同理心，妳是為平衡他們黑咖啡般苦澀的住院生活裡所注入的微甜鮮奶。

然而妳卻藏不住因隱藏而帶來的罪惡感。

妳很不安，尤其是病人家屬越是稱讚妳的用心對待，妳越想逃離。

一切都是白袍的錯，妳想，白袍欺騙了無辜民眾，讓他們以為妳是完美的人類。

其實妳是一個連鄰居是否經受家暴或精神障礙都無知的人，雖然妳會為她的安危祈禱，但並非全然是為了她，有一部分是妳不希望隔天上班精神不濟，如果要值班前一晚更需要寧靜。

有時妳不禁想著，如果鄰近住著文森這樣的人，妳在夜裡被他的哭天搶地驚醒時是否也會視若無睹，翻身繼續努力游向夢之定錨。

妳一直認為自己是個好人，也許妳對自我的認知是建立於如紙一般的虛假之上，一戳即破。

妳與飢餓遊戲裡為求生而放棄弱者的參賽者相去不遠。自小妳在這以學科分數為經緯的地圖上游啊游，不斷想要遠離自己，逃往彼岸，那裏有他們，非妳族類，卻是多數。他們掌握著一切，包括通往天空的鑰匙，妳以為握有鑰匙，妳異族的身分就會被赦免，代價是去除一切外物。

關注其他需要幫助的人是一種外物。中學時在明星私校裡，在大多數天之嬌女以外的少數中，有一位特別瘦小的同學惹人注目。她像是狹仄教室裡的一隻大家都無視的白色大象。妳從來沒有看過直勾勾的排擠，在這戒備森嚴的天主教校舍裡，上帝的光是均等的照耀著每個人，不因外貌成績而有所等差，至少在光透得進去的開放空間，那裡一點歧視的眼神會被過濾。妳跟她同班三年都不知道她每日是如何度過，她根本不在妳視野所及範圍裡，妳不屬於主流團體，但還是有自己的好朋友，妳們都是埋首於學業的好學生，在中區模考為學校爭光。

妳努力躋身在光之下，害怕再被流放於那光到不了的異域。

妳得到妳想要的，進了明星高中，最後擠進醫學系。

妳以為妳終於通往天空。門一轉開，才知道光背後不是沒有黑暗。

在這裡的人與外面的人無異，一樣很怕黑，很怕異族，他們習慣了符號化的統一世界，將每個打量過的人分門別類——系核[1]、系邊[2]，最佳八卦話題……

善意在這競爭激烈的土壤上是稀缺的。但，善意在這世上其他地方又何嘗是肥沃？

大學過了一半時，妳被困在人生大雪中遍尋出路時無意間讀到以前國中那位令人矚目又忽視的同學寫的文，那是無差別殺人事件開始在社會新聞上引沸的一年，妳讀進她的一字一句，看到自己也成了她故事裡灰濛濛的背景，妳與其他應該在場的人們都缺席了，缺席在她橡皮擦掉在地上，請鄰近同學幫忙撿拾卻被嫌髒的那一幕裡，缺席於她因身體不適拿假單欲給導師簽名卻被拒的角落中。妳從她文裡讀到她最後上了中文系，想成為老師，但這功勞不是來自妳的明星母校，而是她後來上的一所普通高中。她的高中班導接住了不斷下墜的她。

我曾想過放火燒校舍，如果我真的這麼做了，我只會成為社會新聞的一角，一聲令人驚嚇又厭惡的驚嘆號，如那些無差別殺人事件中的主角們。

那是我的平行命運。

妳想像著自己在她的平行命運裡與他人一起焚燒，滌淨妳們的罪。

人的原罪始於恐懼，終於同理。

同理，同在與理解，如此近得令人不禁鄙視，卻是妳與他者之間最遙遠的距離。

第一次跟著系上服務隊前往原民部落帶營隊，隊上一個體型比其他同齡孩子瘦小的男孩嚇到十八歲的妳，他會亂摸妳頭髮，對妳投以與性有關一些汙穢的詞語，妳面對這樣赤裸裸的騷擾不知如何制止他，只好避開他，在帶隊時去牽其他孩子的手，晚上睡覺睡不著，那孩子張著缺牙的嘴陰魂不散。他勾起妳過去小學被欺負的回憶，那妳以為已經壓在地底下蛀蝕殆盡的不堪。

妳真的很討厭他，卻更討厭討厭他的自己。

這樣的自我厭惡持續到營隊最後一天，妳送走其他孩子後欲回到空無一人的教室裡，在教室外透過透明玻璃就看見他還蹲在角落。

良心與恐懼的交戰延遲了妳進去教室看他的時間。

最後嘆息溶於妳嘴裡，妳緩慢的轉開門，單獨進入只有他在的密閉空間。

一進來妳感覺氧氣變稀薄，彷彿有人在妳關上門的瞬間抽乾妳生存所需的基本要素。

即使如此，此時不是妳能後退的時刻。

妳一邊調整著忽快的喘息，一邊小心翼翼的趨近那隻躲在桌椅之下的小獸。

你怎麼還沒回家？在五分鐘的沉默後妳勉強擠出這句話。

他沒有回答，只是自顧自的撞著在他上頭的桌椅。妳怕他被隨時可能傾倒的重物軋到，想要把他拉出來。他卻激烈抗拒著妳伸向他的雙手，一逕大喊：

「我不要！我不要！」

他的音量瀕臨劃破妳鼓膜的閾值，妳受不了只好作罷，讓他繼續躲在那一排有潛力威脅他生命的木製物。

妳在之外，望著其內的他規律的撞著桌椅，不再嘗試理解他所作所為是否有任何意義。妳只需要確保他安危。

那一晚，隊輔們圍在一起吃便當，妳出神地盯著白花花的飯粒。他躲在桌椅底下規律的撞著桌腳的影像如妳嘴裡咀嚼得熟爛的米飯般黏在妳心上。

也許那無意義的撞擊本身就是意義，只是妳是一個經驗不足的翻譯者。

數年過去了，妳以為自己已經忘了他，直到在小兒加護病房裡接到那骨瘦如柴的五歲男孩，他躲在層層桌椅之下的畫面隱隱浮現，淡如輕煙。而他反覆猛烈撞著桌椅似困非囚與其說是無聲的求救，更像是無聲的自保，他別無選擇只能躲在顛危的桌椅之下祈求能被保護著，然而對自己脆弱的深深厭惡如毒液般在他體內一點一滴侵蝕著，逼著他只能一再以微小的軀體衝撞著那牢牢保護著自己的欄柱，想證明著他其實不需要被保護。

而是什麼讓他只能反射性躲在桌椅之下，不似其他孩童急著回家，妳不得而知。對妳而言，與他的擦肩只是數日的不快回憶，如過眼雲煙。

也許他只是想靠近妳，只是他只能以自己有限經驗所知的方式向妳投擲著自己也無法言喻的情感。只是妳那時無法接住，妳沒能解讀他欲傳遞給妳的摩斯密碼。

如果妳那時能破解，他現在會不會有不一樣的命運？

妳不知道，妳也不知道在妳已經瀕臨墜落的邊際時，如果有人能看穿妳欲下墜實則祈求有人拉住的眼神時，妳會不會與現在的自己長得不一樣呢？

有太多不知道，太多誤入歧途卻尋不著向來徑。

妳怕，怕再也無法逃出這迷宮，而更怕的是，沒有人找得到妳。

但妳不敢承認的是，妳最怕沒有人發現妳被困住了，或是妳的存在於他們如塵埃，不見了也不帶走甚麼。

掙脫不了那名為生活之層層纏繞的謎團，妳只能幻想自己只是待蛻的蝶，斑斕的羽翅還縛在繭中。

妳畢竟是幸運的，還能有想像的能力就是幸運。

想像燃盡只餘冷灰是靈魂的盡頭。

只是該如何知道何時會燃盡？還是其實警訊一直都亮著，只是慣性選擇忽視，到最後連警訊都熄了。在伸手不見五指的黑暗中，看不見前面有甚麼等著自己。可以確定的是，沒有人能全身而退。

到現在，妳們已經長大了，拿到了醫師執照，看似擺脫了當年的青澀，懂得用話術去保護自己，在這個凶險的醫療現實裡，但回家蛻下白袍的速度比病解完逃跑的腳步還快。

妳背對著一堵牆，眼前盯著另一面蒼白的牆。在朋友們離開南部的前一夜，妳們也是這樣抵著白牆徹夜未眠，手裡拿著超商買回來的偽酒（酒精濃度只有 3%，帶有乳酸飲料的甜與 soft drink 的氣泡感）一邊啜著一邊佯裝微醺（雖然連大學六年的回憶都沒辦法讓妳們醉）。

當妳們的話題觸及數年前，那件曾經上 dcard 被檢舉的事情，在極低酒精的催化下妳說：

「其實我沒辦法理解為甚麼被檢舉？在那麼多 dcard 的奇文中，這篇反而是最不應該被檢舉的，雖然我也不常滑 dcard。

我沒辦法理解，我對那篇文的解讀是提問者只是好奇，他到底是怎麼走的，畢竟太突然了。我不認為提問者是帶有惡意，他也許只是受傷了，想知道為甚麼，雖然家屬有權保有隱私，只是……難道這樣的事只能一起陪葬，沒有讓他人一起理解釐清的空間嗎？」

在妳拋出提問後一片靜默，接續的是啜飲時的咕嚕聲。

十五分鐘過後，一位朋友自願接起已經掉在地上的球，繼續拋：

「我只能說，人們慣性是隱惡揚善，不光彩的事沒有談論的必要。對家屬而言也是難以面對的陰影，他們也許已經無力面對了。」

妳知道她說的是事實，至少在這個版本的現實中。

妳也知道另一個更令妳寒顫的事實——這件事根本不被視為一個集體傷痕，不像很多件美國校園槍擊案，不會有牧師帶著大家禱告，祈禱著一個個過早離開的亡靈能得到平靜，也不會有心理諮商師跟那些倖存者約談，持續追蹤著他們的心理狀態。

這件事，在師長們眼裡究竟是異常事件，還是只是一次不幸悲劇？

而它是否為一個隱性的集體傷痕？也許在大家選擇藏起它的那一瞬間，它就被剝奪為集體傷痕的可能性，化約為一個鬼故事，一則班級傳說。

這個系的喧囂，是否其實是為了掩蓋那更大片令人無力的無聲？

其實我到現在還會想，如果那時我能努力一點，多關心他一點，他是否現在就會跟我們一起畢業？另一位朋友說這句話時眉頭深鎖，妳們都沒有過度情緒化的表現，即使在私人聚會中。妳們是一群習慣壓抑的人。

妳會這樣想，表示妳是好人。妳淡淡的說。

也許再過更久，妳們就不會被困在這個謎團裡，一如值班時凌晨三點被叫起來院宣一床末期病人後只是睡眼惺忪的趕緊死亡通報，開死診，辦出院，中間完全沒有哀悼的縫隙。行政流程跑完後回到值班室躺下來又陷入夢的輪迴裡。

當生活陷入輪迴，每個今日宛若昨日的複製，每次照鏡子只覺鏡中的自己似乎又更模糊了些，越拖越長的影子在光的削減下愈益壯大，也許影子才是妳的本體，而過去那一圈圈將妳親密纏繞至行將窒息的人生謎團似乎是一場又一場遙遠的夢。

無眠的夜越來越長，值班室硬硬的床墊與冷到令人打顫的空調讓妳想起自己從未擁有的回憶——夜宿於黑漆漆的河邊，河的另一岸頭那一片黑森林如迷人卻攝魄的海妖，妳躲在此處直打哆嗦，卻忍不住直視那一方陰暗。

那陰暗不見得是屬於妳，也許是屬於病人的，卻總在妳每一次的院宣後附上妳身，最後都內化成妳靈魂的一部分，而那一張張心跳停止後的面孔，或眉頭深鎖或雙眸圓睜，沉入妳的海馬迴，偷渡至妳在壓力與睡眠剝奪下也許逐漸萎縮的額葉裡。

那麼多鬼故事，都住進妳心窩，無論故事主角是否還活著，妳也是眾多鬼故事裡的主角，只是妳還活著。

就讓那些故事去嚇嚇那些迷信的人吧！妳自己是不願化為厲鬼去復仇。要復仇就要以人的身分，無論是對生之艱難抑或人心之詭譎。

但復仇的代價終究還是太高了，不值得以肉身虛擲。

身為貪生怕死的凡人，妳對於自己與哈姆雷特的差距甚有自知之明。

癱軟在瘠壤上，妳終於倘成一個「人」。

卑微脆弱，但至少還在呼吸。

1. 系上核心人物。
2. 系核相反，系上邊緣人物。

國家圖書館出版品預行編目資料

咬子彈的女人 / 欠斤小姐 著
--初版-- 臺北市：博客思出版事業網：2021.11
ISBN： 978-986-0762-03-7（平裝）

1.醫病關係 2.通俗作品
419.47 110009620

現代散文 12

咬子彈的女人

作　　者：欠斤小姐
編　　輯：塗宇樵、古佳雯、楊容容
美　　編：塗宇樵
封面設計：塗宇樵
出 版 者：博客思出版事業網
發　　行：博客思出版事業網
地　　址：台北市中正區重慶南路1段121號8樓之14
電　　話：(02)2331-1675或(02)2331-1691
傳　　真：(02)2382-6225
E—MAIL：books5w@gmail.com或books5w@yahoo.com.tw
網路書店：http://bookstv.com.tw/
https://www.pcstore.com.tw/yesbooks/
https://shopee.tw/books5w
博客來網路書店、博客思網路書店
三民書局、金石堂書店
經　　銷：聯合發行股份有限公司
電　　話：(02) 2917-8022　傳 真：(02) 2915-7212
劃撥戶名：蘭臺出版社　帳號：18995335
香港代理：香港聯合零售有限公司
電　　話：(852)2150-2100　傳真：(852)2356-0735
出版日期：2021年11月 初版
定　　價：新臺幣280元整（平裝）
ISBN：978-986-0762-03-7

版權所有・翻印必究